プロブレムQ&A

性同一性障害と戸籍

増補改訂版

［性別変更と特例法を考える］

■

針間克己・大島俊之・野宮亜紀
虎井まさ衛・上川あや・著

緑風出版

プロブレムQ&A

目次

プロブレムQ&A

Ⅰ　性同一性障害と特例法

Q1 性同一性障害とは何ですか？
性同一性障害という言葉を耳にしますが、その正確な意味を教えてください。また特例法の「性同一性障害者」と同じ意味なのでしょうか？ ── 14

Q2 ガイドラインとは何ですか？
性同一性障害の治療にはガイドラインがあると聞きました。具体的にはどういうものでしょうか？　なぜガイドラインがあるのですか？ ── 18

Q3 性同一性障害者性別取扱特例法とは何ですか？
性同一性障害者性別取扱特例法とは、具体的にどういった人に対し適用することができる法律なのですか？　いつから施行されたのですか？ ── 21

Q4 特例法はどのようにしてできたのですか？（成立に向けた動き）
特例法は国会で決議された法律ですが、医師や当事者もかかわっているのでしょうか？　法案成立にむけて、どのような動きがあったのですか？ ── 23

Q5 特例法はどのようにしてできたのですか？（法学的側面）
特例法制定のために、法律の専門家たちはどのように動いてきたのですか？　特例法ができる前は、どんな判例だったのでしょうか？ ── 30

Q6 特例法はどのようにしてできたのですか？（法案についての議論）
特例法は、与野党の全会一致で、しかも非常に短い期間で成立したと聞きました。いったいどのような経過でできたのでしょうか？ ── 35

Q7 特例法ができて、社会に与えた影響はありますか？
今までなかった特例法ができたことにより、社会に与えた影響や、実際の反響はどうでしたか？　当事者だけでなく、一般の人へも影響を与えたのですか？ ── 38

Ⅱ 戸籍の性別変更について

Q8 戸籍の性別変更をするための要件とは何ですか？
性同一性障害者が戸籍の性別変更をするためには、いったいどのような要件をクリアすればよいのでしょうか？ 具体的に詳しく教えてください。 42

Q9 戸籍の性別変更をするためには、どんな準備が必要ですか？
戸籍の性別変更をしたいのですが、あらかじめ準備しておくことはあるでしょうか？ ガイドラインに沿っているわけではないので、どうしたらいいですか？ 48

Q10 戸籍の性別変更に必要な診断書を書いてもらうにはどうしたらよいですか？
戸籍の性別変更をしたいのですが、必要な診断書はどうやったら書いてもらえるのでしょうか？ 精神科医ならどこでも大丈夫ですか？ 52

Q11 生物学的な性別とは何ですか？
生物学的な性別とはどういう意味でしょうか？ ＭＴＦであれば男性でしょうか、女性でしょうか？ 混乱してしまうので、教えてください。 55

Q12 性別の社会的適合とは何ですか？
特例法には「性別の社会的適合」という言葉が出てきます。具体的にはどういう意味でしょうか？ 聞き慣れない言葉でよくわかりません。 58

Q13 戸籍の性別変更に必要な医療機関での準備や費用は？
性別変更の手続きに当たっては、具体的にどのくらいの金額がかかるのでしょうか？ 時間はかなりかかると聞いたことがありますが、どのくらいでしょうか？ 60

Q14 家裁申立の費用と期間はどのくらいかかりますか？
戸籍の性別変更を家庭裁判所へ申し立てる場合、通常の民事裁判のように多額な費用と時間を要するものなのですか？ どのくらいなのかわからず不安です。 63

プロブレムQ&A

Ⅲ 戸籍の性別変更をした人

Q15 戸籍の性別変更手続の仕方はどうするのですか？
戸籍の性別変更に必要な医学的な書類は揃いました。次は、家庭裁判所に提出する申立書の記入をするのですが、どう書いていいのかわかりません。 65

Q16 裁判所での審査は、具体的にどんなことをするのですか？
すべての書類をそろえて申立を受理され、いよいよ家庭裁判所に呼び出されて審判廷に立つ時が来ました。どんなことを訊かれるものなのですか？ 67

Q17 これまでの戸籍の性別変更をした人の統計というものはあるのでしょうか？
これまでに戸籍の性別変更をした人はどれくらいいるか具体的な統計はありますか？ またどういう人が変更したかなどもわかりますか？ 72

Q18 戸籍の性別変更をした理由は何ですか？ メリットはありますか？
戸籍を人にみせることは少ないように思います。わざわざ戸籍の性別変更をするほどのメリットはあるのでしょうか？ 具体的なことを教えてください。 76

Q19 住民票や保険証など、役所の手続はどうするのですか？
「戸籍上の性別変更を認める」という簡単な書状が家庭裁判所より届き、戸籍上の性別は変更できました。役所での手続きが必要な他の書類はどうでしょうか？ 79

Q20 結婚はできるのでしょうか？
法的書類の性別が変更されたとは言え、「男女であること」がもっとも求められる現在の日本の婚姻制度は、性同一性障害の人々にも適用されますか？ 82

Q21 生殖補助医療は受けられるのでしょうか？
性別適合手術を受けると生殖能力がなくなってしまいますが、私は子どもがほしいのです。生殖補助医療の利用は可能なのでしょうか？ 85

Ⅳ 戸籍の性別変更をしていない人

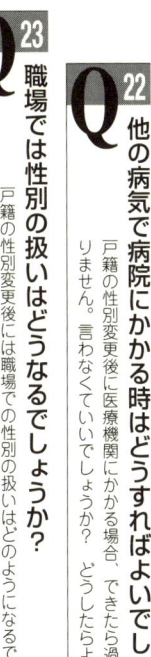

プロブレムQ&A

Q29 子どもがいる場合はどうなるのですか？
子どもがいる場合は、戸籍の性別変更をすることはできないと聞きました。どうして、子どもがいると、駄目なのでしょうか？ 詳しく教えてください。 106

Q30 二十歳未満の人はどうなるのですか？
二十歳未満だと性別変更はできないのでしょうか？ 投票者の年齢が十八歳になったように、成人年齢が十八歳にかわると、性別変更も十八歳になりますか？ 117

Q31 結婚しているとどうなるのですか？
結婚していると、戸籍の性別変更はできないのでしょうか？ 戸籍の性別変更をするためには、わざわざ離婚しなければならないということですか？ 118

Q32 性別適合手術を望まない人はどうなるのですか？
すでに望みの性で生活していても、性別適合手術を受けていなければ、戸籍などの性別は変更できないのでしょうか？ 他の国の法律でもそうですか？ 124

Q33 戸籍の性別を変更しないままで生活するとデメリットはありますか？
性同一性障害をもっていても、全ての人が戸籍を変更できるわけではないと聞きました。変更できない場合、生活を送る上での不利益はありますか？ 128

Q34 改名はどうしたらよいのですか？
まずは改名を考えているのですが、改名許可には何か判断基準があるのでしょうか？ 戸籍の性別変更をしなくてもできるのでしょうか？ 131

V 戸籍の性別変更を考えている人

Q35 ガイドラインからはずれている場合はどうなりますか？
まったくガイドラインのことを知らずに、治療をしていたのですが、ガイドラインから外れている場合は、戸籍の性別変更はできないのでしょうか？ 136

Q36 精神科医に認めてもらえないことはありますか？

今後、戸籍の性別変更をしたいと考えているのですが、精神科医に認めてもらえないことはあるのでしょうか？　あるとすれば、どういった場合ですか？

138

Q37 要件をクリアしていても認められないことはありますか？

特例法の要件をクリアしていれば、確実に認められるのでしょうか？　それとも却下されることもあるのでしょうか？　不安なので教えてください。

141

Q38 海外で手術していても大丈夫でしょうか？

国内でなく、海外で性別適合手術を受けようと思います。その場合も性別変更は大丈夫でしょうか？　手術してからダメだったということはないですか？

143

Q39 家族が反対していても大丈夫ですか？

戸籍の性別変更をしたいのですが、家族が反対しています。説得しても、聞いてくれません。家族の同意がなくても、性別変更は可能なのでしょうか？

145

Q40 結婚歴があっても大丈夫ですか？

現在は離婚してますが、結婚歴があります。特例法の要件には「二　現に婚姻をしていないこと」というのがありますが、戸籍の性別変更はできるのですか？

146

Q41 ニューハーフやおなべでも認められますか？

ニューハーフやおなべといった仕事をしている人は認めてもらえないのでしょうか？　そういう職業だと認めてもらえないのではないかと心配です。

148

Q42 性分化疾患（インターセックス）でも認められますか？

性分化疾患（インターセックス）の場合、特例法の対象とならないと聞いています。そうすると、性別を変更することはできないということでしょうか？

150

Q43 海外に在住している場合はどうなるのですか？

海外に在住している日本人の場合、戸籍の性別変更をするためにはどうしたらよいのでしょうか？　海外にいると手続きはできないのでしょうか？

152

プロブレムQ&A

Ⅵ 今後の課題

本文イラスト＝堀内　朝彦

プロブレムQ&A

I

性同一性障害と特例法

Q1 性同一性障害とは何ですか？

性同一性障害という言葉を耳にしますが、その正確な意味を教えてください。また特例法の「性同一性障害者」と同じ意味なのでしょうか？

医学的概念

性同一性障害《せいどういつせいしょうがい》とは医学的《いがくてき》な疾患名《しっかんめい》です。英語ではgender identity disorderといい、性同一性障害はその訳語《やくご》です。この性同一性障害という疾患を診断《しんだん》するための国際的な基準には、WHO（世界保健機関）が定めたICD―10によるものと、米国精神医学会《べいこくせいしんいがくかい》の定めたDSM―Ⅳ―TRによるものがあります。本書では、DSM―Ⅳ―TRによる、性同一性障害の診断基準を紹介します。

DSM―Ⅳ―TRの診断基準の全文は表（↓一七頁）のとおりです。性同一性障害には、「小児の性同一性障害」と「青年または成人の性同一性障害」がありますが、ここでは「青年または成人の性同一性障害」について説明します。

まず診断基準Aとして、「反対の性に対する強く持続的《じぞくてき》な同一感《どういつかん》」があります。具体的には、反対の性と同じような考え方や感じ方や行動パターンをする、手術やホルモン療法《りょうほう》で反対の性の体になりたい、反対の性で社会的に暮らしたいなどの強

DSM―Ⅳ―TR

日本語では、「精神疾患の診断・統計マニュアル　第4版修正版」。一九九四年に出された「精神疾患の診断・統計マニュアル　第4版」が二〇〇〇年に修正されました。

米国精神医学会が定めたもので、米国だけでなく世界中で広く利用されている、精神障害の診断と統計のための手引きです。

い気持ちを持つことです。

次に診断基準Bとして、「自分の性に対する持続的な不快感《ふかいかん》、またはその性の役割についての不適切感《ふてきせつかん》」があります。具体的には、MTFの場合、ペニスや睾丸《こうがん》がいやだ、声が低いのがいやだ、ひげが生えているのがいやだ、がっちりした体つきがいやだ、スーツネクタイ姿がいやだ、などがあり、FTMの場合、乳房《にゅうぼう》のふくらみがいやだ、お尻が大きいのがいやだ、月経《げっけい》がいやだ、スカートがいやだ、などがあります。

さらに診断基準Cとして、「その障害は、身体的に半陰陽《はんいんよう》を伴《ともな》ってはいない」があります。半陰陽とは、性分化疾患ともいいますが、性染色体（XX、XYなど）、性腺《せいせん》（精巣《せいそう》、卵巣《らんそう》）、内性器《ないせいき》、外性器《がいせいき》などの身体的な性別が、非典型的《ひてんけいてき》な状態を指す言葉です。つまり、性同一性障害においては、身体的性別特徴には、明白な形では非典型的なものはないということです。

最後に、診断基準Dとして「その障害は、臨床的《りんしょうてき》に著《いちじる》しい苦痛、または社会的、職業的、または他の重要な領域における機能の障害を引き起こしている」があります。この診断基準は、DSM―Ⅳ―TRにおける他の精神疾患でも多く見られるものです。疾患とすべきか否かの議論の分かれるような概念《がいねん》に対して、この基準を入れることで、疾患としての閾値《いきち》を示すという考えです。

以上の四つの診断基準を満たすと、性同一性障害と診断されます。

MTF
Male to Femaleの頭文字。男性から女性に性別を移行する人、移行した人を指します。

FTM
Female to Maleの頭文字。女性から男性に性別を移行する人、移行した人を指します。

法律的概念

いっぽうで、性同一性障害者性別取扱特例法《せいどういつせいしょうがいしゃせいべつとりあつかいとくれいほう》（以下「特例法」と省略→Q3）においては「性同一性障害者」という言葉が定義《ていぎ》されています。これは特例法の対象となる人を定義するための法律用語です。具体的には次のように定義されます。

「生物学的には性別が明らかであるにもかかわらず、心理的にはそれとは別の性別（以下「他の性別」という）であるとの持続的な確信《かくしん》を持ち、かつ、自己を身体的及び社会的に他の性別に適合《てきごう》させようとする意思を有する者であって、そのことについてその診断を的確に行うために必要な知識及び経験を有する二人以上の医師の一般に認められている医学的知見《いがくてきちけん》に基づき行う診断が一致しているものをいう」。

読んでお分かりのとおり、基本的には医学的な概念《がいねん》である性同一性障害と診断されたものが法律概念としての「性同一性障害者」です。

しかし、両者にはいくつか違いもあります。

まず「意思を有する者」という言葉があります。「意思」とは法律用語ですから、意思を有する者は、すなわち意思能力がなければいけません。具体的には、法律行為を行う判断能力がある、ということですので、幼児《ようじ》や、重症な精神発達遅滞《せいしんはったつちたい》や精《せい》神病《しんびょう》の場合は、意思能力がないということになります。

また「二人以上の医師の一般に認められている医学的知見に基づき行う診断が一致しているものをいう」という文章もあります。これは診断に確実性《かくじつせい》を持たせることや、医学的治療指針《ちりょうししん》であるガイドラインとの整合性《せいごうせい》を持たせるためにもうけられ

精神発達遅滞

明らかな平均より低い知的機能で、社会生活上の制限をきたしているものをいう。IQ（知能指数）では、およそ七〇以下のものをさします。

たものです。ガイドライン（↓Q2）では確かにホルモン療法や手術療法を行う場合には、精神科医二人の診断が必要ですが、診断だけを考えた場合に、一人の精神科医でも診断はなされます。

以上、わかりにくかったかもしれませんが、医学的概念の「性同一性障害」と法律概念の「性同一性障害者」は、重なる部分も多いが別概念《べつがいねん》である、ということがポイントです。

（針間克己）

DSM-Ⅳ-TRにおける性同一性障害の診断基準

性同一性障害　Gender Identity Disorder

A.反対の性に対する強く持続的な同一感（他の性である事によって得られると思う文化的有利性に対する欲求だけではない）。 **子どもの場合**、その障害は以下の４つ（またはそれ以上）によって表れる。 (1)　反対の性になりたいという欲求、または自分の性が反対であると言う主張を繰り返し述べる。 (2)　男の子の場合、女の子の服を着るのを好む、または女装をまねるのを好むこと。女の子の場合、定型的な男性の服装のみを身につけたいと主張すること。 (3)　ごっごあそびで、反対の性の役割をとりたいという気持ちが強く持続すること、または反対の性であるという空想を続けること。 (4)　反対の性の典型的なゲームや娯楽に加わりたいという強い欲求。 (5)　反対の性の遊び友達になるのを強く好む。 **青年および成人の場合**、次のような症状で現れる。反対の性になりたいという欲求を口にする、何度も反対の性として通用する、反対の性として生きたい、または扱われたいという欲求、または反対の性に典型的な気持ちや反応を自分が持っているという確信。
B.自分の性に対する持続的な不快感、またはその性の役割についての不適切感。 **子どもの場合**、障害は以下のどれかの形で現れる。 男の子の場合、自分のペニスまたは睾丸は気持ち悪い、またはそれがなくなるだろうと主張する、またはペニスを持っていない方がよかったと主張する、または乱暴で荒々しい遊びを嫌悪し、男の子に典型的な玩具、ゲーム、活動を拒否する。 女の子の場合、座って排尿するのを拒絶し、または乳房が膨らんだり、または月経が始まってほしくないと主張する、または、普通の女性を強く嫌悪する。 **青年および成人の場合**、障害は以下のような症状で現れる。 それは、自分の第一次および第二次性徴から解放されたいという考えにとらわれる（例：反対の性らしくなる為に、性的な特徴を身体的に変化させるホルモン、手術、または他の方法を要求する）、または自分が誤った性に生まれたと信じる。
C.その障害は、身体的に半陰陽を伴ったものではない。
D.その障害は、臨床的に著しい苦痛または、社会的、職業的または他の重要な領域における機能の障害を引き起こしている。

Q2 ガイドラインとは何ですか？

性同一性障害の治療にはガイドラインがあると聞きました。具体的にはどういうものでしょうか？ なぜガイドラインがあるのですか？

ガイドラインとは、治療者《ちりょうしゃ》が性同一性障害を抱《かか》える者に、より適切な治療を行うための診断と治療の指針《ししん》です。正式には「性同一性障害に関ガイドラインは平成九年に「性同一性障害に関する答申と提言」として発表されました。その後、医学的理解や用語をより適正なものにすることや、治療経験の蓄積に伴い、よりよい治療指針を示すことを目的に、第二版、第三版、第四版と、改訂を重ね、現在第四版となっています。

ガイドラインは平成九年に「性同一性障害に関する答申《とうしん》と提言《ていげん》」として発表されました。その後、医学的理解《いがくてきりかい》や用語をより適正なものにすることや、治療経験の蓄積に伴い、よりよい治療指針を示すことを目的に、第二版、第三版、第四版と、改訂を重ね、現在第四版となっています。

第三版においては、その概略《がいりゃく》は次の通りでした。

・精神科医二名以上による診断。

日本精神神経学会

日本最大の精神医学の学会。現在会員数約九〇〇〇名。

日本精神神経学会は当初日本神経学会という名称で一九〇二年に、精神医学の呉秀三と内科学の三浦謹之助の二名が主幹となり、会員数約二〇〇名で発会しました。その後、一九三五年に会の名称に精神を入れ、「日本精神神経学会」と改称しました。

所在地：〒一一三―〇〇三三 東京都文京区本郷二―三八―四 本郷弓町ビル五F

URL: http://www.jspn.or.jp/

・精神科医二名ないし精神科医一名と心理職《しんりしょく》一名によるホルモン療法《りょうほう》および手術療法移行への承認。
・複数の科の医師、および有識者《ゆうしきしゃ》を交えた会議により、身体治療への承認。
・ホルモン療法、乳房切除術《にゅうぼうせつじょじゅつ》を受けるものは十八歳以上。未成年の十八歳、十九歳は保護者の承認が必要。
・性別適合手術《せいべつてきごうしゅじゅつ》を受けるものは二十歳以上。
・ガイドラインに沿《そ》わずに治療を受けていたものは、それまでの治療の妥当性《だとうせい》を検討し、その後の治療へとつなげる。

しかし、児童期、思春期で性同一性障害を訴え受診するものの増加という現状を踏まえ、その対応として、第四版は以下のような部分が改正されました。
・第二次性徴が発来している場合、必要があれば、二次性徴《にじせいちょう》の発来を抑制する治療（ＧｎＲＨアゴニストなど）を行なうことができる。
・精神科医が二年以上経過を見ている場合には、十五歳に達していれば、反対の性別へのホルモン治療を行うことができる。

この変更により、十八歳に満たない者に対しても、二次性徴を抑制したり、反対への性別へのホルモン療法が可能となったのです。

これが現在のガイドラインの概要です。

第三版の全文は日本精神神経学会のサイトで見ることができます。

http://www.jspn.or.jp/04opinion/2006_02_20pdf/guideline-no3.pdf

ガイドライン

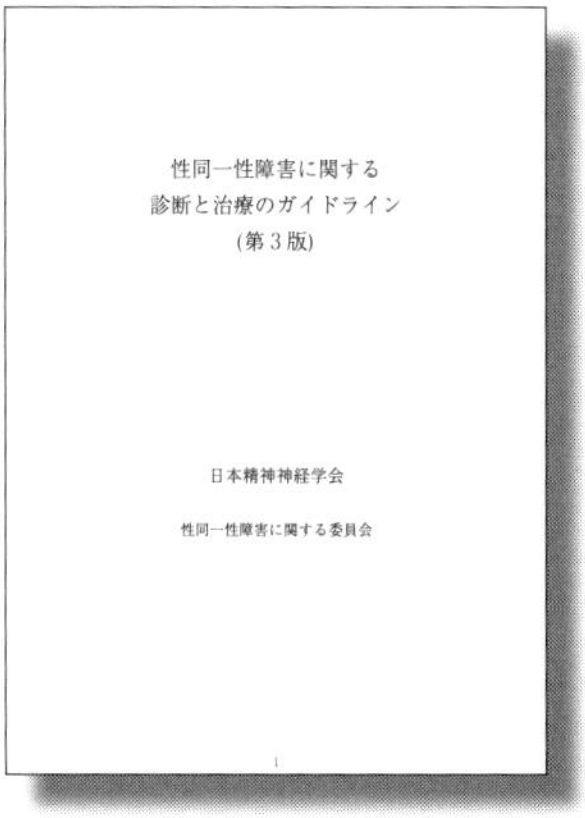
性同一性障害に関する
診断と治療のガイドライン
（第３版）

日本精神神経学会
性同一性障害に関する委員会

ブルーボーイ事件

昭和四〇年、男娼（ブルーボーイ）三名に対し、睾丸摘出術を行った産婦人科医に優生保護法違反の判決が下った事件を指します。この事件では、その違法性をめぐり、医学的にも様々に検討され、その判決文は、非常に詳細なものとなっています。

第四版の主たる改定点も見ることができます。

http://www.jspn.or.jp/ktj/ktj_k/2012/gid_guideline_no4.html

話は変わりますが、かつて日本では性別適合手術（性転換手術《せいてんかんしゅじゅつ》）を行った医師に対し、優生保護法《ゆうせいほごほう》（現在の母体保護法《ぼたいほごほう》）違反の判決が下ったことがあります（ブルーボーイ事件）。この判決文中では、性別適合手術が違法《いほう》とならないための基準がいくつか示されていました。ガイドラインに従って治療を行えば、この判決の基準をクリアすると思われますので、性別適合手術を行っても違法にはならないでしょう。

しかしながら、ガイドラインを作成した日本精神神経学会は、一民間団体にすぎず、公的な機関ではありません。ですから、ガイドラインそのものは、医療従《いりょうじゅう》事者《じしゃ》や性同一性障害の治療を受ける者にとって、法的強制力《ほうてききょうせいりょく》がある、といったものでもありません。

特例法において戸籍変更《こせきへんこう》のために作成される診断書の記載事項は、ガイドラインを参考に作成されたもので、多くは重なり合うものです。しかし、ガイドラインにおいては、精神科医の診断→身体治療の承認→身体治療、といった順番を求めていますが、特例法の診断書では必ずしも時間の順序が決まっているわけではありません。そのため、実際にはガイドラインに沿わない流れで治療を受けたものでも、戸籍の性別変更は可能となっています。

（針間克己）

Q3 性同一性障害者性別取扱特例法とは何ですか？

性同一性障害者性別取扱特例法とは、具体的にどういった人に対し適用することができる法律なのですか？　いつから施行されたのですか？

性同一性障害者性別取扱特例法は、性同一性障害の当事者の性別を男性から女性（あるいはその逆）に変更することを認めるための法律です。正式の名称は、「性同一性障害者の性別の取扱いの特例に関する法律」といいます。長い名前ですので、本書では、「特例法」と省略することにしました。

この法律は、二〇〇三年七月十六日に公布され（平成十五年法律第一一一号）、二〇〇四年七月十六日から施行《しこう》されています。特例法は、二〇〇八年六月一八日に改正され、改正法は二〇〇八年一二月一八日から施行されています。さらに、特例法は、二〇一一年五月二五日に再改正され、改正法は二〇一三年一月一日から施行されています。

特例法に基づく「性別の取扱いの変更の審判」には、家事事件手続法が適用されます（家事事件手続法二三二条）。したがって、当事者の住所地を管轄する家庭裁判所に申し立てることになります（家事事件手続法二三二条一項）。審判を得るための要

家事事件手続法

二〇一三年一月一日に、それまで存在した家事審判法が廃止され、新たに、家事事件手続法が施行されています。

件は、次のとおりです。

(1) **医学的な要件**（↓Q8）

①性同一性障害についての知識と診断の経験を有する二人以上の医師から、性同一性障害であるという診断を得ていること（特例法二条）。

②生殖腺《せいしょくせん》がないこと、または生殖腺の機能を永続的《えいぞくてき》に欠《か》く状態にあること（特例法三条一項四号）。

③望みの性の性器《せいき》に近似《きんじ》する性器を有していること（特例法三条一項五号）。

これら三つの要件を証明するために、医師による診断書を提出しなければなりません（特例法三条二項）。診断書に記載すべき事項の詳細《しょうさい》については、厚生労働省令で定められています。

(2) **法的な要件**（↓Q8）

①二十歳以上であること（特例法三条一項一号）。

②現に婚姻していないこと（特例法三条一項二号）。

③現に未成年の子がいないこと（二〇〇八年に改正された特例法三条一項三号）。

特例法が施行されてから、一〇年近くが経過しました。少し古い数値ですが、特例法の施行（二〇〇四年七月一六日）から二〇一一年一二月三一日までで、許可二八四七件、却下二〇件、取下げ六六件です。

（大島俊之）

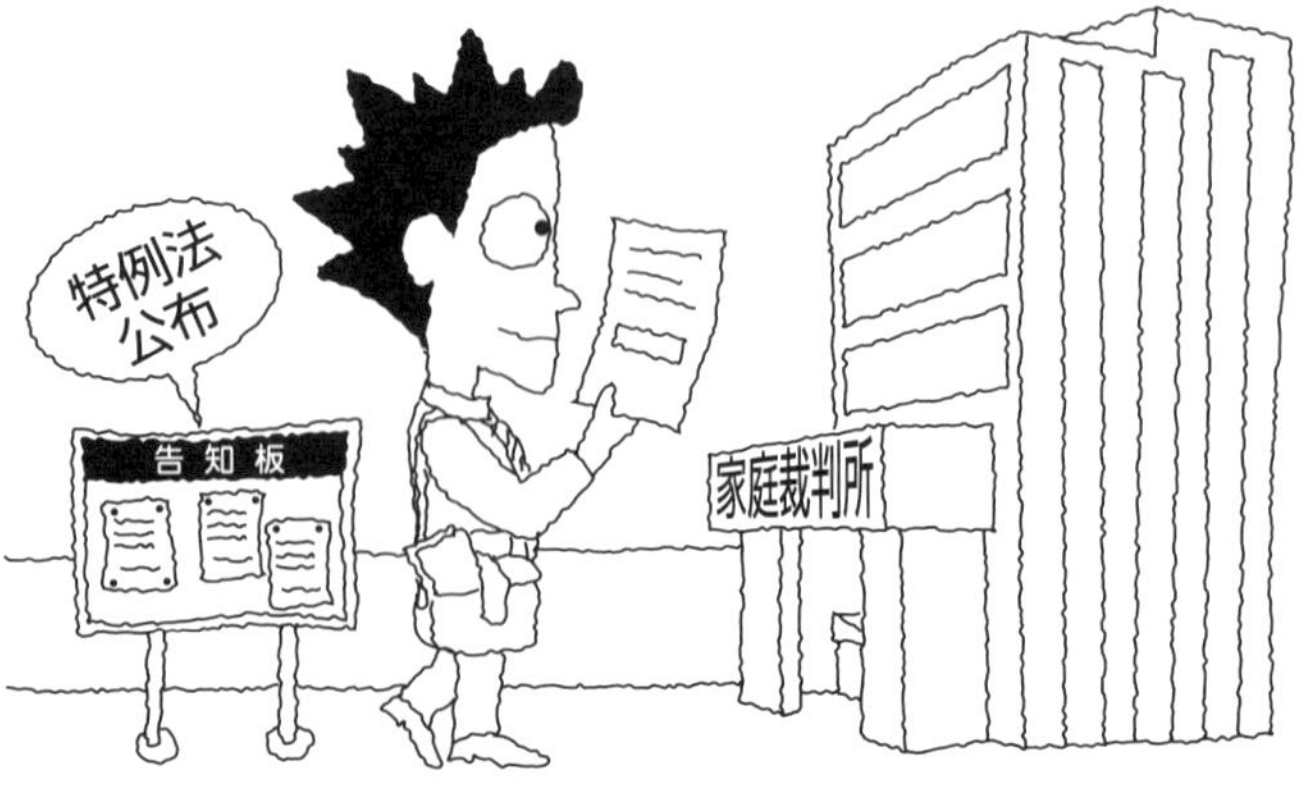

Q4 特例法はどのようにしてできたのですか？（成立に向けた動き）

特例法は国会で決議された法律ですが、医師や当事者もかかわっているのでしょうか？　法案成立にむけて、どのような動きがあったのですか？

特例法《とくれいほう》は、政治家、性同一性障害の当事者《とうじしゃ》、医療関係者、法律家、マスコミ、国民世論などの力が一体となってできた法律です。ですから、一口に「誰それがこうしたから、できた」と言えるものではありません。さまざまな立場から、さまざまに「こうしてできた」と語ることができるでしょう。

筆者は、精神科医としての立場から、主に医療の側面から見た、特例法成立の経緯《けいい》を見ていきたいと思います。

医療においては、性同一性障害への治療そのものが長い間タブー視されていたこともあり、しばらくの間、性同一性障害者の戸籍問題に関心がもたれることもほとんどありませんでした。

法律家の間では、一九八〇年代の前半頃より、大島俊之先生や石原明先生などがこの問題についての論文を記すようになりました。また、当事者の間では、散発《さんぱつ》的《てき》に家庭裁判所への性別変更・訂正の申し立てはあったようですが、持続的に取り組みが行われたり、当事者コミュニティとしての関心がもたれるようになったのは、一九九四年にＦＴＭの虎井まさ衛氏が当事者向けのミニコミ誌「ＦＴＭ日本」を創刊《そうかん》したり、一九九六年に当事者の自助《じじょ》グループである「ＴＳとＴＧを支える人々の会（現在のTrans-Net Japan）」が設立したあたりからだと言えるでしょう。

一方、医学界では、長い間タブー視されていた性同一性障害の治療でしたが、一九九七年、日本精神神経学会が「性同一性障害に関する答申と提言」を発表し、これを受ける形で一九九八年に埼玉医科大学で性別適合手術が行われ、その治療が公《おおやけ》にされ、一般にも知られるようになりました。

この「性同一性障害に関する答申と提言」は、性同一性障害の治療指針を示したものですが、「四．提言」の中で「ところで、性の転換にともない、性別や戸籍の変更など、さまざまな法的問題が生じることは当然のことである。このような法的問題が性同一性障害の治療効果を妨《さまた》げ、生活の質を損《そこ》なう事もすでに指摘されている通りである。したがって、法曹界《ほうそうかい》はこれらの法的問題について早急に討議《とうぎ》を開始し、適切な結論を出すことを要望するものである。これらの問題が解決されてはじめて、医療の目的も達せられる事を認識したうえで、日本精神神経学会は法的問題の解決を法務省をはじめ関係省庁に要望すべきである」とあります。これが日本の医学界において、最初にこの問題への意見を表明したものといえるでしょう。

また、筆者は一九九八年二月に「ケース研究」という家庭裁判所関係者向けの刊行物で「性同一性障害の概念《がいねん》および現況《げんきょう》」という論文を発表しました。これが我が

ＦＴＭ日本
申込先
http://f47.aaa.livedoor.jp/~asia/ftmj/f-j.htm

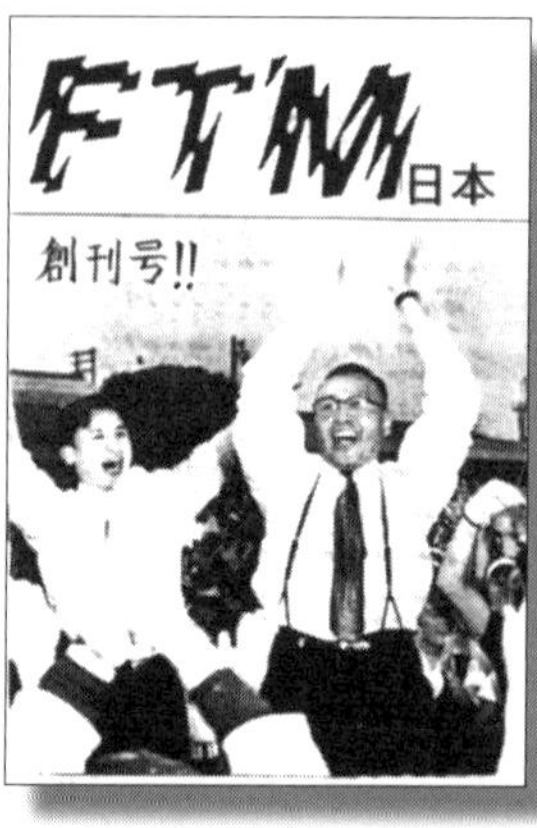

ケース研究

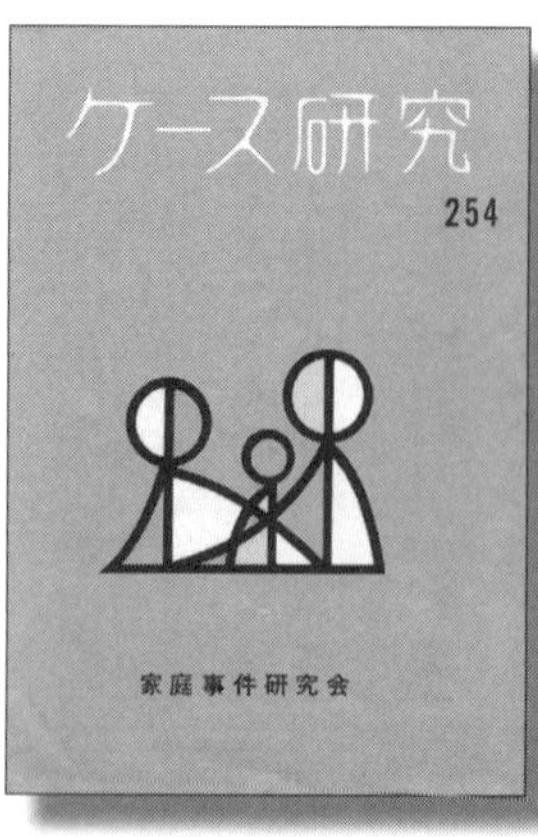

国において、医師によって記された最初の戸籍性別の訂正／変更を詳細に論じた文《ぶん》献《けん》だと思われます。

一九九八年には、第一回ＧＩＤ研究会が開催《かいさい》され、これを契機《けいき》に「性同一性障害と法研究会」というものが発足しました。この研究会は、法律学者の石原明先生、大島俊之先生、ＴＳとＴＧを支える人々の会の森野ほのほさん、筆者など約一〇名のメンバーによるものでした。この研究会により、それまでそれぞれ独自に研究や活動をしていた、法律関係者、医療関係者、当事者が互いに意見や情報の交換をし、共通の問題意識や概念理解を得ることとなりました。ひと月に一度のペースで開かれた会合は二年にわたり続き、戸籍訂正・変更に関する基本的理解が深まることになりました。

こういった研究会を通じて、一部の専門家の間では理解が深まりましたが、より広い理解を得るには全く不十分な状態でした。そこで、現在、大阪府立大学助教授の東優子先生と筆者で、二〇〇〇年八月神戸で開催された第六回アジア性科学学会において「Transsexual, Law, Medicine in Asia 性転換の法と医学」というシンポジウムを企画しました。このシンポジウムは座長が埼玉医大の山内俊雄教授、シンポジストにタイのサングワン・クナポーン先生、香港のＮｇ《ング》先生、大島俊之先生らをお招きしたものであり、性同一性障害の医療と法律問題の議論が行われました。

このシンポジウムには当時、自民党の参議院議員だった南野《のおの》知恵子先生も参加していました。南野先生は助産師《じょさんし》でもあり、筆者が幹事長《かんじちょう》を務めている日本性科学

ＧＩＤ研究会

性同一性障害（ＧＩＤ）に関する日本唯一の学会。一九九八年に創立され、年に一回、三月に学術集会が開催されています。二〇〇七年に「ＧＩＤ学会」と名称を変更しました。

http://gid.sakura.ne.jp/

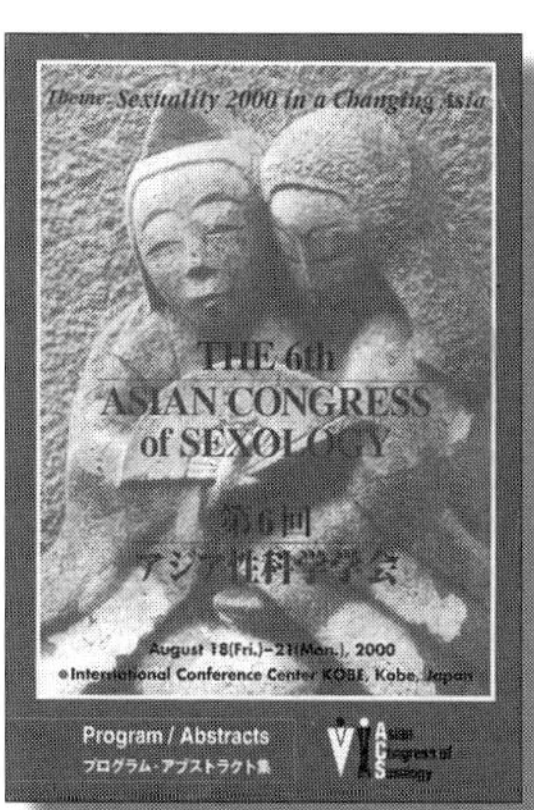

アジア性科学学会プログラム

会の会員でもありました。そういったこともあり、性同一性障害の戸籍問題に大きな関心をもたれたのです。シンポジウム後には、筆者や大島先生と意見交換をし、自民党内で性同一性障害の勉強会を開催することを決意されました。

一カ月後の二〇〇〇年九月十一日にさっそく第一回性同一性障害勉強会が開かれました。自民党の国会議員、議員秘書、法務省、厚生省の関係者が集まり、筆者が性同一性障害の医学的概念についての講義を行いました。この日が、事実上国会レベルで性同一性障害がはじめて議論され始めた日ということになるでしょう。

第二回目は十月十一日、大島俊之先生、虎井まさ衛氏、筆者らが招かれ行われました。第三回目は山内俊雄先生を講師に招き開かれました。

こうした、国会議員の動きは当事者への大きな刺激にもなりました。同年十二月九日に「第八四回TSとTGを支える人々の会催し　公開シンポジウム　戸籍と性別～性同一性障害者にとっての社会的な壁～」が開催され、シンポジストに、南野議員、大島先生、山内先生らを招き、会場には二〇〇人を超える当事者が集まり、性同一性障害の戸籍問題をめぐって、熱気あふれる議論がなされました。また二〇〇一年三月の第三回GID研究会では「性同一性障害の人権を守るための取り組み」というシンポジウムが開かれ、自民党の性同一性障害の中心的メンバーだった馳浩《はせひろし》議員もシンポジストとして参加しました。このシンポジウムも三〇〇名を超す当事者、医療関係者、法律関係者の間で真摯《しんし》な議論がなされました。

しかしながら、こういった自民党の先駆的《せんくてき》取組も、多くの国民世論や社会的関心を呼ぶことは少なく、南野議員が厚生労働副大臣に就任したこともあり、いったん中断することとなりました。

二〇〇一年五月になると、虎井まさ衛氏ら六名が戸籍の訂正の申し立てを一斉に行い、広くマスコミに報道されました。また同年十月に『3年B組金八先生　第6シリーズ』（TBSドラマ）の放映《ほうえい》が開始されることで状況は変化し始めます。上戸彩演じる主人公「鶴本直《つるもとなお》」は、性同一性障害を抱えていましたが、この鶴本直は、虎井まさ衛氏をモデルにした人物でもあり、ドラマの後半では、性同一性障害の戸籍問題も扱われることとなりました。二〇〇二年に入ると、有名競艇《きょうてい》選手だった安藤大将選手が「自分は性同一性障害だとカムアウト」という報道もされ、マスコミで性同一性障害が扱われる機会が増え、戸籍変更への世間の理解も広がり始めました。

こうした中、二〇〇二年八月二十八日は韓国の金敏圭《キムミンキュウ》（Kim,Min-Kyu）教授の「韓国における性同一性障害に対する法的対応状況」という特別講演会が開かれたり、十一月十日に「小金井フォーラム　戸籍の性別訂正　地方自治体や当事者ができること」などが開催され、当事者のこの問題への関心が再び高まりました。

また、民主党では小金井フォーラムに参加した山花郁夫《やまはないくお》衆議院議員（当時）が中心になって、二〇〇二年十二月より「人権政策会議」という会議で毎月、性同一性障害の問題が議論されることになりました。この会議には、大島先生、筆者、虎井氏、その後世田谷区議となる上川あや氏などが講師として招かれました。

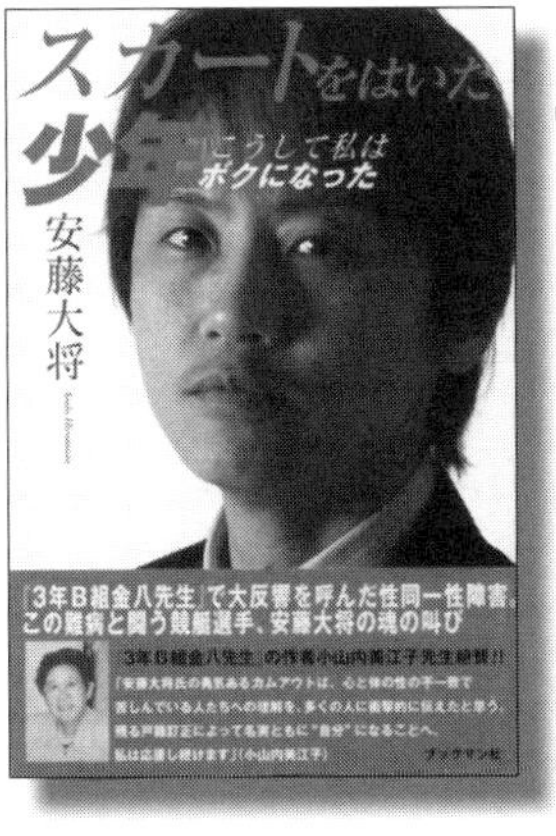

安藤大将の著書『スカートをはいた少年』（ブックマン社）

また、公明党においても、浜四津敏子《はまよつとしこ》議員（当時）らを中心に、性同一性障害への取り組みが行われるようになりました。

このような世論の盛り上がりや、国会議員の意識の高まりを受け、当事者の間でも、虎井氏、上川氏らを中心に、国会議員への働きかけ・陳情《ちんじょう》が二〇〇二年十二月頃より活発に行われるようになりました。

また、二〇〇一年に虎井氏らが申し立てた、戸籍の性別訂正の申し立ては、却《きゃく》下《か》が相次ぎましたが、判決文中に「法律の制定が必要」といった趣旨《しゅし》のことが書かれたことや、マスコミ報道がなされたことで、結果として法律制定を求める世論形成が高まることになりました。

自民党でもいよいよ具体的な法制定に向けて、二〇〇三年二月二十四日より自民党勉強会が再開されました。三月十日、三月十八日と続けて行われ、三月十八日の勉強会においては、性同一性障害の問題への立法的対応を求める要望書が、日本精神神経学会、GID研究会、日本性科学会、日本看護協会、日本精神科看護技術協会、日本助産師会、当事者三団体より提出されました。

四月に入ると性同一性障害であることを公表した上川あや氏が世田谷区議選挙に立候補し、当選しました。このことは広く報道され、政治的にもインパクトを与えるニュースとなりました。以後、さらに多くの国会議員が性同一性障害の問題に関心を持ち、また上川氏や虎井氏による国会議員への陳情は加速的にスムーズなものとなりました。

性同一性障害・上川さん当選

世田谷区議選 青空好児さんも

東京・世田谷区議選では、心と体の性が一致しない「性同一性障害」を持つ元出版社勤務の上川あやさん(35)＝写真＝が初当選を果たした。

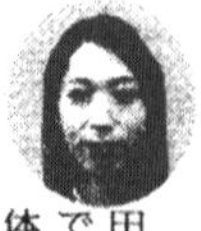

上川さんは「五千票近くいただき、責任の重さをずしりと感じています。声を上げてよかったと思います」と当選の弁。戸籍は男性だが、立候補届は女性で提出した。議員活動も女性として行うという。

また、同区議選では、タレントの青空好児さん(59)（本名・谷田部政視）も初当選、「落ちたらみっともなかったな」と話した。芸能活動については「やめるわけにはいかない」と語った。

読売新聞（二〇〇三年四月二八日付）

五月十九日には、自民党、公明党、保守新党によりプロジェクトチームができ、六月十一日に法律案が提示されました。その法律案の要件が厳しいと当事者から反対がでたものの、野党もおおむね賛成する中、その後の国会での議論を経て、七月十日に成立したのです。

以上を簡単にまとめると、特例法は、次のような経過で成立したといえるでしょう。

もともと法律学者、医学者、当事者が別々に取り組んでいたものが、一九九八年ころより、力を合わせて取り組むようになる。

↓

二〇〇〇年に入り国会議員にも理解者が現れる。

↓

二〇〇一年から二〇〇二年にかけてのマスコミ報道や裁判によって、国民世論の理解も広がる。

↓

そのような中、当事者運動も盛り上がり、国会議員の理解も広がり二〇〇三年に成立した。

（針間克己）

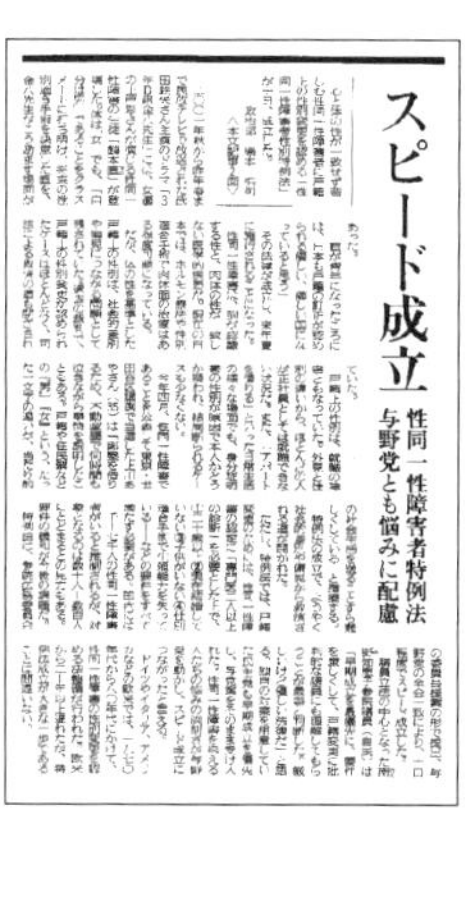
スピード成立
性同一性障害者特例法
与野党とも悩みに配慮

読売新聞（二〇〇三年七月十一日付）

Q5 特例法はどのようにしてできたのですか？（法学的側面）

特例法制定のために、法律の専門家たちはどのように動いてきたのですか？ 特例法ができる前は、どんな判例だったのでしょうか？

1 特例法施行前の判例の状況

判例《はんれい》は、一般に、性同一性障害の当事者の戸籍の性別表記の訂正を認めないという態度をとっていました。

名古屋高裁昭和五十四年十一月八日決定（『家庭裁判月報』三九巻九号六一頁）は、「二男」を「長女」に改めることを認めませんでした。また、東京高裁平成十二年二月九日決定（『高裁民集』五三巻一号七九頁）も同様でした。判例が戸籍訂正を認めない理由として挙げたのは、次の四点でした。

①人の性別は、法的には性染色体《せいせんしょくたい》によって判断すべきである。
②戸籍訂正を認めるべきであるという国民的なコンセンサス（意見の一致）がない。
③戸籍訂正を認めれば、他に重大な問題が生じる。
④立法《りっぽう》によって解決すべきであって、現行戸籍法では解決することができない。

名古屋高裁昭和五四年十一月八日決定

申立人には、妻との間に、長男、二男、長女と三人の子がいました。申立人（父）は、戸籍法一一三条の規定に基づいて、戸籍上の続柄欄を訂正し、二男Aを長女に、長女を二女にしてほしい、と申し立てたのです。その理由として、二男Aは半陰陽で、性転換手術を受け女性になったので、戸籍訂正を求めると述べました。Aは半陰陽ではなく、現在でいう性同一性障害であろうと思われ

2　筆者による判例批判

これに対して、筆者は、古くから判例の態度を批判し、一定の要件《ようけん》を満たす場合には戸籍上の性別表記の訂正を許可すべきだという主張を展開していました。大島俊之「性転換《せいてんかん》と戸籍訂正」（『法律時報』五五巻一号二〇二頁）および大島俊之「性転換—戸籍訂正問題を中心として」（『判例タイムズ』四八四号七七頁）は、一九八三年の初めに発表されたものです。性同一性障害の当事者の戸籍上の性別表記を変更することを許可すべきだと主張した日本で最初の法学文献《ほうがくぶんけん》です。

大島説が戸籍上の性別表記の訂正を許可するための要件として挙げている核心《かくしん》的な部分は、次の三点です（これらは、一般に「大島三要件」と呼ばれています）。

①性同一性障害であるという診断を受けていること。

②性別適合手術（いわゆる性転換手術）を受けていること。

③戸籍訂正の時点で婚姻していないこと。

そして、戸籍訂正を認めるべきではないとして判例が上げる四つの理由については、次のように反論しました。

①判例は、性染色体に基づいて性別を判断していない。札幌高裁平成三年三月十三日決定（『家庭裁判月報』四三巻八号四八頁）は、性染色体がXYの半陰陽《はんいんよう》の子について、「二男」から「長女」への訂正を許可している。

②戸籍訂正を認めるべきではないという国民的なコンセンサスはない。

③戸籍訂正を許可しても、重大な問題は生じない。半陰陽の場合には戸籍訂正

ます。裁判所は、Aの性染色体検査の結果は正常男性型であり、Aは半陰陽ではないとして、この申立を認めませんでした。

戸籍法一一三条

戸籍の記載が法律上許されないものであること又はその記載に錯誤若しくは遺漏があることを発見した場合には、利害関係人は、家庭裁判所の許可を得て、戸籍の訂正を申請することができる。

が許可されているが、何の問題もない。また、外国においては、性同一性障害の場合に性別表記の訂正・変更を許可しているが、問題は生じていない。

④戸籍法一一三条の「錯誤《さくご》」の意味を拡大解釈《かくだいかいしゃく》することによって、立法を待たずに、戸籍訂正を許可することは可能である。

3　筆者による立法へのアピール

筆者がフランスでの二年間の在外《ざいがい》研究を終えて帰国したのは、一九九七年四月のことでした。その頃から、埼玉医科大学における性別適合手術の実施に向けた動きがテレビや新聞で報道されるようになりました。その当時のマスコミでの議論は、性別適合手術の倫理的妥当性《りんりてきだとうせい》とか合法性《ごうほうせい》に集中していました。そして、一九九八年十月に埼玉医科大学での最初の性別適合手術が実施されることになるのですが、その直前の一九九八年九月二十四日の『朝日新聞』朝刊に、大島俊之「性転換手術をめぐる法整備を」を発表しました。その主張の根幹は、次の三点でした。

①性別適合手術を実施する形成外科医である原科《はらしな》教授の刑事責任を問うべきではない。

②性同一性障害に関する最大の法律問題は、性別適合手術の合法性ではなく、戸籍訂正問題である。外国では判例または立法で解決している国が多いが、日本の裁判所は戸籍訂正を否定している。

③特別立法をして、大島三要件を満たす当事者については、戸籍訂正を許可す

べきである。

4　立法の実現

二〇〇〇年夏に神戸で開かれたアジア性科学学会で、性同一性障害をめぐる法的な問題について発表しました。その際、聴衆《ちょうしゅう》の最前列中央に、南野《のおの》知恵子氏（当時、自民党の参議院議員、後の法務大臣）が座っていらっしゃいました。南野議員は、二〇〇〇年秋から冬にかけて、自民党内で、国会議員による性同一性障害勉強会を立ち上げられました。毎月一回で、合計三回ほど、自民党本部で議員勉強会を開かれたのです。その際には、医師、当事者とともに筆者も講師として招《まね》かれました。官僚、マスコミの皆さんも参加されたのですが、二〇〇〇年末には、この動きは立ち消えになりかけていました。

そこで、二〇〇一年初頭に、筆者から、当事者の虎井まさ衛さん（FTM日本代表）に対して、当事者による戸籍訂正を求める一斉中立運動《いっせいもうしたてうんどう》を行うことを提案しました。虎井さんは、六人の仲間を集めてくださいました（その後、申し立て直前になって一人が脱落したため、最終的には、虎井さんを含めて合計六人になりました）。FTMが五人で、MTFが一人です。全員が関東地方および東北地方在住でした。わたしも含めて全員が何度も東京に集まり、話し合いをしました。わたしが六人の皆さんに話したことは、裁判で勝利できる可能性は極めて低いということと、この一斉申立運動をすることによって、性同一性障害の当事者が直面する戸籍上の性別表記の

FTM日本
（→二四頁）

問題について世論・マスコミに関心を持ってもらい、特別法の制定に結びつけたいということでした。

二〇〇一年五月に、六人の当事者による戸籍訂正の一斉申立がなされ、公表されました。筆者は、この運動を支援するために、『毎日新聞』二〇〇一年七月十六日朝刊に「性同一性障害と戸籍訂正」を発表しました。さらに、翌年には、大島俊之『性同一性障害と法』（日本評論社、二〇〇二年）を刊行し、戸籍訂正の必要性を訴えました。

世論も特例法の制定に対して、次第に好意的になってきました（たとえば、『朝日新聞』二〇〇三年二月十六日の社説、同新聞の同年六月一二日の社説。NHKの二〇〇三年五月十二日放送の「クローズアップ現代」）。このような状況の下で、特例法は成立したのでした。

特例法の改正法についても述べておきましょう。二〇〇六年一一月一三日に、子を持つ関西在住の二人のMTFが性別表記の変更を申し立て、記者会見をしました。そして、裁判所では、「現に子がいないこと」という要件は憲法違反であるという主張をしました。しかし、最高裁判所は、こうした主張を認めませんでした（最高裁第三小法廷二〇〇七年一〇月一九日決定、第一小法廷二〇〇七年一〇月二二日決定）。しかし、この運動が契機となって、特例法が改正され、「現に未成年の子がいないこと」とされました。特例法は二〇〇八年六月一八日に改正され、改正法は二〇〇八年一二月一八日から施行されています。

（大島俊之）

Q6 特例法はどのようにしてできたのですか?（法案についての議論）

特例法は、与野党の全会一致で、しかも非常に短い期間で成立したと聞きました。いったいどのような経過でできたのでしょうか?

　Q4、Q5に書かれているように、特例法は、様々な立場の人たちの長い間の努力が実って成立したものです。しかし、ここでは、法案の骨子《こっし》が明らかになってから成立するまでの二カ月間について書いておきたいと思います。

　二〇〇三年の五月、特例法の骨子が案として示され、与党《よとう》のプロジェクトチームが発足しました。この時、私を含め、骨子案の内容を知った当事者の間に動揺が走りました。性別の変更を認める要件が、「現に、子がいないこと」などを含む厳しいものであったからです。当初、私たちは「このような要件を含む法案には反対すべきだ」と思いました。反対を唱えるには、マスコミに訴える、野党《やとう》の議員の力を借りる、などいくつかの方法があります。しかし、それまでの活動で得た知人たちの力を借りて国会の状況を分析すると、事はそれほど単純ではないということがわかってきました。

　多くの法律は、政府が国会に対して提出するもので、各省庁が文面を作り、多数派の与党がそれをバックアップする形で成立します。特例法は、このような多くの法律とは異なり、議員立法《ぎいんりっぽう》として提出されることになっていました。議員立法では、省庁の積極的な協力や内閣のリーダーシップは期待できません。成立のためには、多くの国会議員を、誰が、どのように説得するかが問題となります。

多くの人は、国会中継などに登場する、与野党の議員が激論《げきろん》を闘《たたか》わせるさまを「立法のプロセス」と理解しているかもしれません。しかし、それらの様子は、世論の関心が高い安全保障や消費税など一部の重要法案に限った話であり、全ての法律に長い時間をかけて議論をする余裕は、国会の中にはありません。「性同一性障害」のような問題は、残念ながら大半の国会議員から見れば重要度の低い問題であり、難しい議論になるくらいだったら、ほかの法律を先に議論した方が良いということになりがちです。現実には、与野党《よやとう》双方の各議員たちの合意を事前に作り、いかに時間をかけずに採決《さいけつ》するかが、法案が成立するかどうかの分かれ目となることも多いのです。

国会は、一つの会期《かいき》の中で一連の法案を処理する仕組みになっていて、一度提出された法案は、その会期の中で成立するか、あるいは継続審議《けいぞくしんぎ》とするよう採決を行うか、いずれかでない限り、自動的に廃案《はいあん》になります。骨子案が示されたとき、国会の会期は約一カ月を残すのみでした。もし、個別の要件について様々な議論が噴出し、すぐには合意が難しい、時間を要する問題だと認識されてしまえば、法案が成立しないだけではなく、次の会期以後、再び立法のプロセスに乗せることも難しくなります。

当事者にとって、性別変更の要件をどのように定めるかは、自分が対象となる

立法のプロセス

一般に法律書は数多くありますが、立法のプロセスを解説した文献は多くありません。平易でわかりやすい参考書として、大山礼子『国会学入門（第二版）』（二〇〇三年、三省堂）がお勧めです。

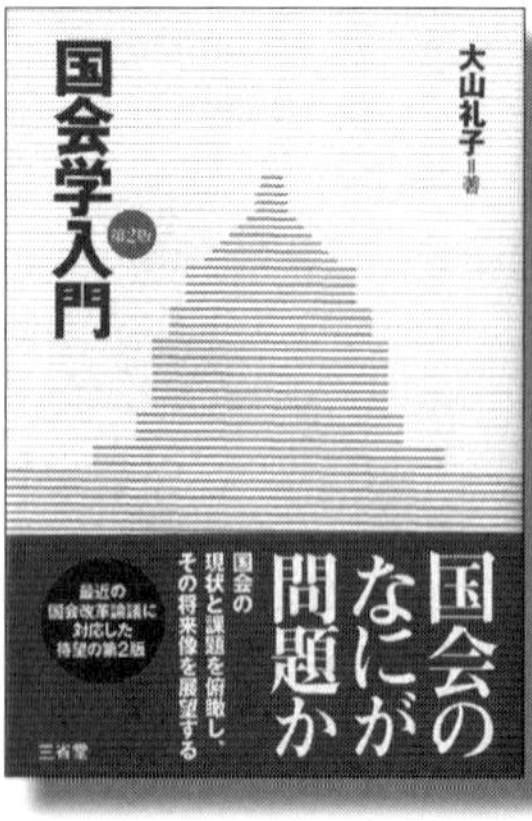

かどうかを左右する重要な問題であり、それが公の形で議論されなかったことに不満を感じるのは当然のことでしょう。しかし、立法の過程で要件の問題を議論にのせることは、より良い法律を作ることには必ずしもつながらず、むしろ廃案につながるリスクが大きいというのが、当時の状況を分析した結果、得られた結論でした。

このように難しい要因があったものの、それでも法案が成立したのは、ひとえに様々な関係者がそれぞれの立場で努力したからこそ、と言えるでしょう。当事者の中には、地方から、仕事をやめて上京《じょうきょう》し、泊り込みで陳情《ちんじょう》を続けている人もいました。政治家にまかせきりにせず、自分の足で、一つひとつオセロゲームの駒《こま》を返していくように、与野党の議員の賛同を得ていったのが功《こう》を奏《そう》したと言えます。この間の詳細な経緯については、上川あやさんの著書『変えてゆく勇気』に貴重な記録が残されているので、関心のある方はぜひご参照ください。

後に述べるように、特例法が定める要件にはさまざまな問題があります。しかし、完全な法律というのは存在し得ず、また、成立を先送りしたところで次にもっと良い法律ができるという保証もありません。特例法が成立したのは、要件の問題を認識しつつも「まず、成立させることが必要」という認識で多くの関係者が一致し、努力を重ねた結果であると言えます。

特例法はその後、二〇〇八年に改正され、「現に子がいないこと」という要件が「現に未成年の子がいないこと」に改められました。また二〇一一年には、家事審判法の廃止に伴う改正が行われて、現在に至っています。

（野宮亜紀）

『変えてゆく勇気』

上川あや『変えてゆく勇気―「性同一性障害」の私から』（二〇〇七年、岩波新書）

特例法成立の経緯については第四章に書かれており、国会で一つの法律が成立するプロセスを当事者運動の立場から生々しく記録した貴重な資料となっています。

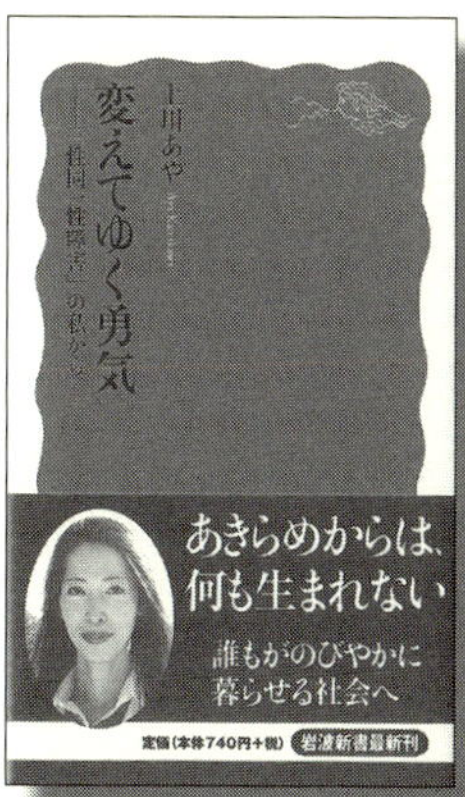

Q7 特例法ができて、社会に与えた影響はありますか？

今までなかった特例法ができたことにより、社会に与えた影響や、実際の反響はどうでしたか？　当事者だけでなく、一般の人へも影響を与えたのですか？

特例法の成立は、それまでほとんど不可能とされてきた戸籍の性別変更に道を開いたという点できわめて画期的《かっきてき》な出来事でした。また特例法はその性別変更の要件として、「生殖能力《せいしょくのうりょく》がないこと」、「外見的に望む性に似た性器《せいき》をもつこと」を求めています。かつては違法性《いほうせい》が問われた（➡一九頁下欄）性別適合手術の実施を結果的に容認《ようにん》している点でも画期的《かっきてき》です。

確かに特例法は、未成年の子どもを持つ人を適用の除外《じょがい》とし、性別適合手術の実施をその基礎的要件とするなど、その要件は厳しいものです。結果、身体的な性別、社会的な性役割に違和感《いわかん》を抱く全ての人を適用の対象とはしていません。

しかしその影響の及ぶ範囲は、性同一性障害を自認《じにん》し、性別変更を望む当事者だけに限りません。法律は、「国権の最高機関」とされる国会の議決によって成立し、時として社会全体の規範《きはん》や意識を変えてゆくインパクト、言い換えれば強力なアナウンス効果を持つからです。

DV防止法

DVとは「家庭内暴力」を表わす英語、domestic violence の略。二〇〇一年四月、「配偶者からの暴力

かつては問題にされることすらなかった夫婦間の暴力が、ＤＶ防止法の施行《しこう》によって、広く犯罪として捉《とら》えられるようになったり、職場での性的ないやがらせが男女雇用機会均等法の施行後、決して許容《きょよう》されないものへとその受け止め方が変化してきたことも、こうしたアナウンス効果の一例といえるでしょう。

特例法は二〇〇三年七月、国会の全会一致《ぜんかいいっち》によって成立しましたが、その内容は多くのマスコミを通じて、きわめて真面目に取り上げられました。日本の人権行政のトップである法務省人権擁護局《じんけんようごきょく》は、特例法が成立すると性同一性障害を人権の強調事項の一つとして明確に掲げるようになりました。同様に地方自治体による人権啓発《けいはつ》事業での取り組みも格段に増えています。

一連の変化を受けて、かつては「享楽的《きょうらくてき》な生き方」と受け止められがちだった、性を越境《えつきょう》する生き方が、人権にかかわる問題だと広く捉《とら》えられるようになってきています。同時に、「性別は生涯不変《しょうがいふへん》である」、「心と体の性別は一致してあたりまえ」という既成概念《きせいがいねん》も塗り替えられようとしています。

現状で、「性同一性障害」の定義まで理解している人、特例法の要件まで正確に把握《はあく》している人は社会のごく一部に過ぎません。世間の性を越境する人に対する受け止め方は、特例法の要件に個人が適うかどうかにかかわらず、総じて受容的《じゅようてき》な方向に流れていると評価できそうです。

また特例法が性別適合手術の実施を、戸籍の性別変更の基礎的な要件としたことから、社会的に望みの性別で暮らしたいと願う当事者が、その違和感の程度にか

の防止及び被害者の保護に関する法律」（略してＤＶ防止法）が議員立法により国会で成立、同十月施行。この法の施行によって、従来、犯罪とまでは認識されてこなかった近親者による暴力が、人権上の問題であり、はっきり犯罪であると認知されるきっかけになりました。

同性愛についての本

『プロブレムＱ＆Ａ同性愛って何？』（伊藤悟・大江千束・小川葉子・石川大我・簗瀬竜太・大月純子・新井敏之著／緑風出版）

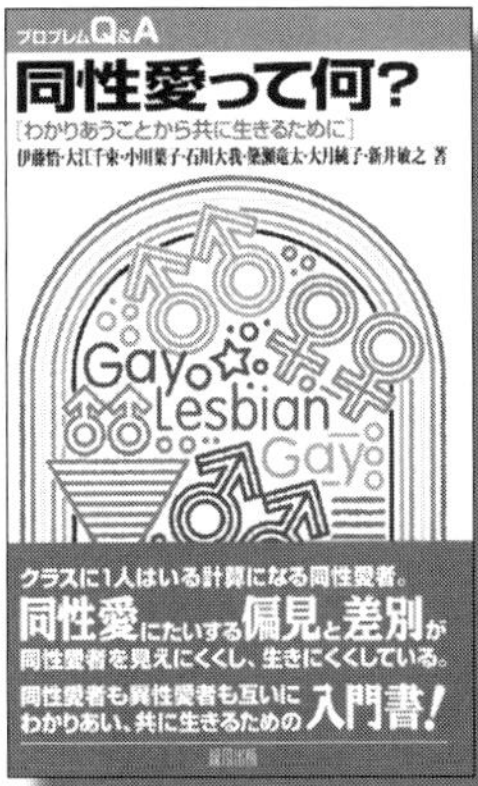

かわらず、本来、望《のぞ》んでもいない性別適合手術を受けようとする可能性も指摘されています（→Q47）。さらに、特例法の要件から外れる当事者が、これまで以上の差別に見舞われることを危惧《きぐ》する声があることもまた事実です。

特例法の成立は決してバラ色ではありません。当初の法律をもって良しとせず、今後ともより幅広い法改正を求めて働きかけてゆく当事者の努力が一方で求められています。

最後に、特例法が性別適合手術の実施を是認《ぜにん》した内容を含むことから、日本精神神経学会では二〇〇六年一月、「性同一性障害に関する診断と治療のガイドライン」を改訂し、性別適合手術の実施に関し、倫理委員会の個別審査を必要としていた部分を書き換え簡素化されました。特例法が医療に与えた影響に関しては、Q47をご参照ください。

（上川あや）

プロブレムQ&A

II

戸籍の性別変更について

Q8 戸籍の性別変更をするための要件とは何ですか？

性同一性障害者が戸籍の性別変更をするためには、いったいどのような要件をクリアすればよいのでしょうか？　具体的に詳しく教えてください。

戸籍変更するための要件は、法律の第二条と第三条に記されています（→資料①）。

まず第二条から説明しましょう。

「（定義）第二条　この法律において「性同一性障害者」とは、生物学的《せいぶつがくてき》には性別が明らかであるにもかかわらず、心理的にはそれとは別の性別（以下「他の性別」という）であるとの持続的《じぞくてき》な確信《かくしん》を持ち、かつ、自己を身体的及び社会的に他の性別に適合《てきごう》させようとする意思を有する者であって、そのことについてその診断を的確に行うために必要な知識及び経験を有する二人以上の医師の一般に認められている医学的知見《いがくてきちけん》に基づき行う診断が一致しているものをいう」。

この第二条は「性同一性障害者」の定義を記したものですが、実質的には要件を含んだものとなっています。

ポイントを簡単に言うと、「二人以上の医師に性同一性障害と診断されていること」です。「診断を的確に行うために必要な知識及び経験を有する」とありますので、法律上明記《めいき》はされていませんが、診断にあたっては精神科医《せいしんかい》が望ましいと思われます。

また日本の法律ですので、「医師」とは日本の医師免許《いしめんきょ》を持っている人でなければならず、外国の医師や、日本人でも外国の医師免許しかない場合は、だめということです。なお、逆を言えば、日本国籍をもつ医師でなくても、日本の医師免許があれば大丈夫ということです。

次に第三条を説明しましょう。

「(性別の取扱いの変更の審判) 第三条　家庭裁判所は、性同一性障害者であって次の各号のいずれにも該当するものについて、その者の請求により、性別の取扱いの変更の審判をすることができる。

一　二十歳以上であること。

二　現に婚姻《こんいん》をしていないこと。

三　現に未成年の子がいないこと。

四　生殖腺《せいしょくせん》がないこと又は生殖腺の機能を永続的《えいぞくてき》に欠く状態にあること。

五　その身体について他の性別に係る身体の性器《せいき》に係る部分に近似《きんじ》する外観を備えていること。」

一　二十歳以上であること（特例法三条一項一号）

この要件については、特に説明をする必要はないでしょう。成年は二十歳ですので（民法四条）、成人に限定して、戸籍上の性別表記を変更することを認めるという趣旨です。戸籍上の性別表記を変更するというのは重要なことですので、このように成人に限定されました。

もしも、仮に未成年者にも認めるとなると、親権者の同意などということも規定しなければなりませんが、そのようなことは妥当ではないと考えられたためでしょう。

二　現に婚姻していないこと（特例法三条一項二号）

現在結婚していなくて、独身であるということです。過去に結婚歴があっても、すでに離婚《りこん》していれば問題はありません。同居の有無などは問われませんので、現在、戸籍上、離婚していれば、それだけで十分です。また、戸籍の変更後であれば、結婚はできます。つまり、たとえば、男性から女性に変更した場合に、男性と結婚することはできる、ということです。

三　現に未成年の子がいないこと（特例法三条一項三号）

現在生きている未成年の子がいれば、この要件を満たさないということです。過去に子がいても、その子が死亡した場合、または子が成年に達した場合には、この要件を満たします。性同一性障害の当事者（養親）が未成年の養子を持っている場合には、養子縁組を解消すれば、養親と養子の親子関係がなくなり、この要件を

民法四条

年齢二十歳をもって成年とする。

特別養子

一九八七年（昭和六十二年）に新設された養子制度です。養親となろうとする者が、家庭裁判所に請求をして、家庭裁判所の審判によって成立します（民法八一七条の二）。

養親になろうとする者は、配偶者があって、原則として夫婦ともに養親とならなければなりません（民法八一七条の三第一項）。また、養親となろうとする者は、原則として二十五歳以上でなければなりません（民法八一七条の四本文）。養子となろうとする者は、原則として六歳未満でなければなりません（民法八一七条

満たします。しかし、実子については、実親（性同一性障害の当事者）と実子との親子関係を解消させる方法がありません（後に述べるように、実子を特別養子に出した場合を除く）。子の親権者であるかどうか、子と苗字・姓（法律的には氏といいます）が一緒かどうか、子と同居しているかどうか、などは関係ありません。

性同一性障害の当事者の実子が第三者（養親）と養子縁組をしたとしても、「普通養子」の場合には、実親（性同一性障害の当事者）との親子関係が消滅しませんので、この要件を満たすことができません。しかし、「特別養子」の場合には、実親（同一性障害の当事者）との親子関係が消滅しますので（民法八一七条の九）、この要件を満たします。ただ、特別養子については様々な厳格な要件が規定されており（民法八一七条の二～八一七条の七）、さらに家庭裁判所の審判を得なければなりません。

未成年者であっても、女性は一六歳以上、男性は一八歳以上であれば、婚姻することができます（父母の同意が必要）。未成年者が婚姻した場合には、民法七五三条の規定によって、成年に達したものとみなされます。この制度を成年擬制といいます。この成年擬制の制度は、改正された特例法にも適用されると考えられています。したがって、性同一性障害者が未成年の子を持っていても、子が婚姻すれば、未成年の子がいないことになる。

東京家裁二〇〇九年三月三〇日審判は、次のような事例です。ＭＴＦが、一六歳になったばかりの娘を、四〇歳代の男性と婚姻させた。そして、二人は、婚姻届の提出後、数日で離婚しました（離婚した後も、成年擬制の効果は継続すると考えら

の五）。親子の年齢差を十九歳以上にして、外見上、親子らしく見えるようにするためです。さらに、養子となろうとする者の父母の同意が原則として必要です（民法八一七条の六）。

特別養子縁組を行うためには、実父母による子に対する養育が著しく困難または不適当であることなど特別な事情があって、子の利益のために特に必要でなければなりません（民法八一七条の七）。また、養親となろうとする夫婦は、特別養子縁組の前に試行期間として原則として六カ月以上養育してみて、その状況を観察することが規定されています（民法八一七条の八）。

特別養子縁組がなされた場合には、実親を含め実方の親族と、養子とのそれまでの親族関係が終了します（民法八一七条の九）。

れています）。そして、ＭＴＦは、改正法が施行されるその日に、自己の性別表記の変更を求めました。しかし、この事件では、裁判所は、申立権の濫用であるとして、性別表記の変更を認めませんでした。

特例法の制定当時から、筆者（大島）は、「現に子がいないこと」という要件を設けるべきではないと主張していました。改正法の「現に未成年の子がいないこと」というのは、一歩前進ではあるのですが、上に紹介したような事例を誘発させてしまいました。諸外国の特別法にはないこの要件を削除することが望ましいと考えています。

四　生殖腺がないこと又は生殖腺の機能を永続的に欠く状態にあること（特例法三条一項四号）

ＭＴＦであれば、次の五もあわせると、精巣《せいそう》がすでに切除《せつじょ》されている、ということを意味します。ＦＴＭの場合は、卵巣《らんそう》が切除されている場合だけでなく、放射線治療や何らかの医学的疾患などで、卵巣機能が永続的に欠けていれば要件を満たします。

五　その身体について他の性別に係る身体の性器に係る部分に近似する外観を備えていること（特例法三条一項五号）

簡単に言うと「外性器が反対の性別の外観に似ている」ということです。これま

マイクロペニス

日本語訳では矮小陰茎《わいしょういんけい》のこと。平均より著《いちじる》しくサイズの小さな陰茎のことを指します。

での筆者の経験ですと、あまり厳密《げんみつ》に似ている必要はなさそうです。ＭＴＦであれば、ペニス、精巣が切除されていれば、それほど深い膣《ちつ》が形成されていなくてもよさそうです。また、ＦＴＭでも、ホルモン療法により陰核《いんかく》が肥大《ひだい》し、マイクロペニス様の外観を呈していれば、要件は満たすようです。

以上の要件を満たし、それを診断書等で示すことができれば、戸籍変更の申し立てをすると、性別の変更は許可されると思います。

（針間克己、大島俊之）

陰茎形成手術は必要か？

ＦＴＭの場合に陰茎形成手術が必要かどうかという問題があります。いわゆる「ミニ・ペニス」「マイクロ・ペニス」は、男性性器に近似しており、特例法三条一項五号の規定する要件を満たしているかどうかということです。

医師が、（陰茎形成手術をせず、ホルモン療法のみの）「ミニ・ペニス」「マイクロ・ペニス」で、男性性器と近似するという診断書を書いた場合、多くの裁判官は、性別変更の許可をしています。陰茎形成手術をしなくても要件を満たすということです。

ただ、ごく少数の裁判官は、大規模な陰茎形成手術を受けていることが必要であると判断しています。

Q9 戸籍の性別変更をするためには、どんな準備が必要ですか？

戸籍の性別変更をしたいのですが、あらかじめ準備しておくことはあるでしょうか？　ガイドラインに沿っているわけではないので、どうしたらいいですか？

私は診断書《しんだんしょ》（↓資料⑤）を作成するために必要な準備について説明します。

ガイドラインに沿《そ》って治療を行った場合には特別に準備の必要はないでしょう。これまでに受診《じゅしん》した医療機関に相談すれば、必要な関係診断書等をそろえてもらえるはずです。

ガイドラインに沿ってない場合は、必要に応じていくつかの診断書等をあらたにそろえる必要が生じます。

まず、「生物学的な性別及びその判定の根拠《こんきょ》」を示す書類が必要です。本来であれば、産婦人科・泌尿器科《ひにょうきか》などで手術前に外性器《がいせいき》、内性器《ないせいき》の診察、および性染色体《せいせんしょくたい》検査を行い、身体的には異常のないことを示す診断書があることが望まれます。しかし、診察のないまま、手術をしてしまった場合は、外性器、内性器がどのような形状であったかの診断は困難《こんなん》となります。このような場合は、性染色体の検査のみを術後に行うことになります。外性器、内性器の診察所見がない場合でも、性染色体検査を行い、生物学的性別が示されれば、問題はないようです。

次に「医療機関における受診並びに治療の経過及び結果」を示す書類があれば、準備します。「精神的サポート」は特に、受診歴を証明する書類は必須ではありませんが、あるにこしたことはないでしょう。

「ホルモン療法」も、複数の医療機関の受診歴《じゆしんれき》も多いようなので、必ずしもすべての受診歴を証明する書類の必要はないでしょう。しかしながら、少なくとも現在治療を受けている医療機関からは、治療内容および副作用《ふくさよう》チェックの検査結果が示された診断書があることが望まれます。また必ずしもホルモン療法を受けている医療機関でなくても構いませんが、ホルモン療法の効果と副作用の有無についての診断書も必要となります。

乳房切除術も必須とはいえませんが、できるだけ手術を受けた医療機関から、手術日、手術内容、執刀医《しつとうい》等が示された書類を得ることが望ましいでしょう。

性別適合手術に関しては、可能な限り手術を受けた医療機関から、手術日、手術内容、執刀医《しつとうい》等が示された書類を得ることが望ましいでしょう。しかしながら、過去に手術を受けた等の理由で、治療医療機関から書類が得られない場合はなくてもやむを得ません。なお、手術を受けた医療機関が海外の場合でも、英文で構いませんので手術証明書等を得た方が良いでしょう。英文の場合、日本語訳も添付されることが必要となりますが、その日本語訳書類は特に形式的なものにこだわる必要はなく、内容が分かれば十分だと思います。

ホルモン療法
ＭＴＦであれば身体の女性化を目的に、エストロゲンやプロゲステロンや抗男性ホルモンが投与されます。ＦＴＭであれば身体の男性化を目的に、アンドロゲンが投与されます。

最後に「他の性別としての身体的適合状況」を示す診断書が必要となります。これは現在の全体的身体状況と外性器・内性器の機能、外観を診察した結果が示されたものです。この書類は非常に重要ですので、必ずそろえる必要があります。海外で手術を受けた場合は、この書類は日本国内の医療機関で作成してもらう必要があります。

以上そろえたうえで、二名の精神科医に家庭裁判所に提出する診断書を作成してもらうことになります。ただ必ずしも、すべてを揃《そろ》えて精神科医を受診する必要はなく、精神科医と相談しながら、必要書類をそろえていくという段取りでいいと思います。

以上述べたことを以下に簡単にまとめます。

書類に関しては必要性に応じて「必要」「できるだけ」「できたら」の三段階にわけました。

・術前の外性器・内性器の診断書（できるだけ）
・染色体検査（必要）
・精神科医受診歴（できたら）
・ホルモン受診歴（できるだけ）
・ホルモン療法の効果と副作用（必要）
・手術歴（できるだけ）

・他の性別としての身体的適合状況（必要）

以上をそろえて、精神科医に診断書を作成してもらう。（針間克己）

前述の医師の診断書以外に準備しておく書類は、戸籍謄本と申立書です。

戸籍謄本を提出することによって、次の三つの法的な要件を照明することができます。

① 二十歳以上であること（特例法三条一項一号）

② 現に婚姻していないこと（特例法三条一項二号）

③ 現に未成年の子がいないこと（二〇〇八年に改正された特例法三条一項三号）

現在の戸籍謄本だけでは不十分なこともあるようで、除籍簿など古い戸籍関係書類などの提出が求められることもあるようです。

申立書《もうしたてしょ》の用紙は資料⑥に縮小版があります。また、家庭裁判所で貰《もら》えますし、家庭裁判所のファックス・サービスやホームページでもダウンロードでも手に入れることができます。

一度、家庭裁判所に出掛けて行き、必要書類などについてたずねてみるのがいいでしょう。申立書を貰い、記入方法（→資料④）をたずね、必要書類などについても聞いてみるのがよいでしょう。（大島俊之）

最高裁判所のホームページの中にある、戸籍訂正の申立書（ＰＤＦ）をダウンロードするページ。

http://www.courts.go.jp/saiban/tetuzuki/syosiki/syosiki_01_21.html

Q10 戸籍の性別変更に必要な診断書を書いてもらうにはどうしたらよいですか？

戸籍の性別変更をしたいのですが、必要な診断書はどうやったら書いてもらえるのでしょうか？　精神科医ならどこでも大丈夫ですか？

特例法によって、性別変更《せいべつへんこう》の申立《もうした》てをするには医師による診断書（→資料⑤）を提出する必要があります。

その診断書を作成する医師は、性同一性障害に関する十分な知識や経験を有する精神科医《せいしんかい》が望ましいでしょう。

ただ、十分な知識や経験に関しては、明確な基準や法的条件《ほうてきじょうけん》があるわけではありません。実際には、厚生労働省による記載例《きさいれい》（http://www.mhlw.go.jp/general/seido/syakai/sei32/index.html）を参照にして、適切に書かれていれば問題ないと思います（→資料②③）。

具体的には、これまでガイドラインに沿って治療をしていたのであれば、診断や精神的サポートをしてくれた精神科医に記載してもらうのがよいでしょう。この場合は診断書作成に必要な情報の多くをすでに、医師が把握しているので、比較的容易に診断書が作成できます。

また、何らかの事情で、途中からガイドラインから外れた治療を行った場合でも、これまでに受診した精神科医がいるなら、その医師にまずは依頼してみるのがよいでしょう。

あるいは、場合によっては精神科医にかかったことがないままで、性別適合手術を終え、戸籍を変更したいという人もあると思います。その場合でも、可能な限り、性同一性障害者の戸籍変更診断書作成経験が豊富な精神科医を受診し、依頼することを勧めます。そのような精神科医は、ジェンダークリニックがある大学病院の精神科医や、関連したメンタルクリニックの医師などです。性同一性障害の治療を行う精神科医のリストは、インターネット上や、『プロブレムQ&A性同一性障害って何？［増補改訂版］』（緑風出版）の巻末資料などでもみつけることができます。

ただ、地方に住んでいる場合などで、そのような精神科医が見つからない場合は、近所の精神科医に頼んでみるのも一つの方法でしょう。その場合は、上記した厚生労働省の記載例などを参考に書いてもらう必要があります。勉強熱心な精神科医であれば、問題なく診断書を作成できると思いますが、不慣《ふな》れな場合、必要な検査や記載に漏れがあったり、逆に不必要な検査までしてしまうという可能性もあります。

ただ、診断書が不十分な場合でも、それで即、却下《きゃっか》になるというわけではなく、足りない点などを裁判所のほうが指摘し、その分の資料や診断書を再提出するという場合がほとんどのようです。ですから、多少の面倒をいとわないのであれば、近

ジェンダー・クリニック

性同一性障害の治療のために、精神科医、泌尿器科医、産婦人科医、形成外科医などが協力して、医療チームを組んでいる医療機関を指します。国内ではいくつかの大学病院や、民間の医療機関にジェンダー・クリニックがあります。

性同一性障害についての本

『性同一性障害って何？［増補改訂版］』（野宮亜紀・針間克己・大島俊之・原科孝雄・虎井まさ衛・内島豊著／緑風出版）

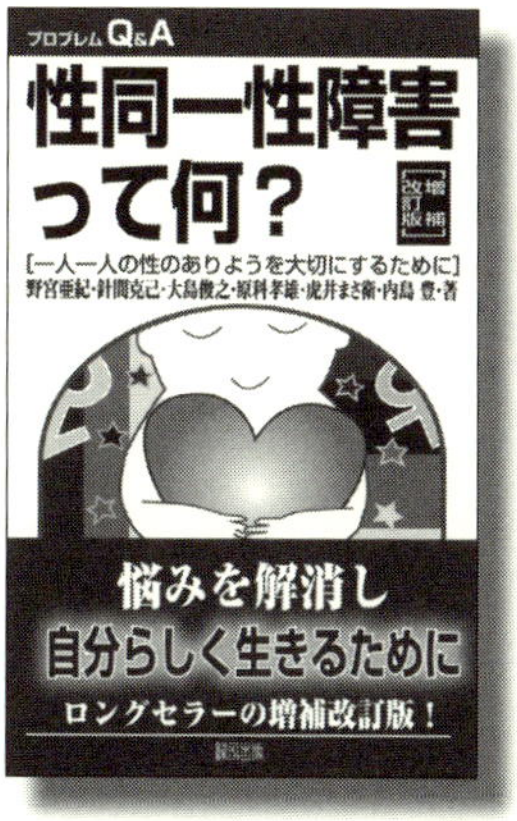

くの精神科医に頼むという方法も、必ずしも悪い方法ではないでしょう。

なお、診断書は二名の医師の連署《れんしょ》によるものですが、二人目の医師については、一人目の医師に相談して、紹介してもらうのがよいでしょう。

また、「診断書を作成するのは必ず日本の精神科医でないといけないのか？」という疑問もあるようです。まず、日本の医師免許を持ってないといけません。たとえば、外国の医師免許を持っている日本人ではだめということです。

あと必ず精神科医でないといけないか、というとなんともいえません。中には、精神科以外の科の医師が作成しても許可されたケースもあるようです。しかし、よほどの事情がない限りは、やはり精神科医に作成してもらうほうが確実だと思います。

（針間克己）

Q11 生物学的な性別とは何ですか？

生物学的な性別とはどういう意味でしょうか？ ＭＴＦであれば男性でしょうか、女性でしょうか？ 混乱してしまうので、教えてください。

厚生労働省令《こうせいろうどうしょうれい》の定めるところでは、戸籍変更のための医師の診断書（→資料⑤）は「生物学的《せいぶつがくてき》な性別」を記載《きさい》しないといけません。

ここでいう「生物学的な性別」とは出生時《しゅっしょうじ》の身体的性別《しんたいてきせいべつ》、すなわち性別移行前《せいべついこうまえ》の身体的性別のことです。

男性、女性いずれかの生物学的性別とその判定の根拠《こんきょ》を記す必要があります。判定の根拠としては、可能な限り、「外性器《がいせいき》ならびに内性器《ないせいき》の診察」および「性染《せいせん》色体検査《しょくたいけんさ》」の両者がそろっていることが望ましいのですが、必須《ひっす》というわけでもないようです。

たとえば、検査をしないまま手術をしてしまい、もともとの外性器や内性器の状態が分からなくなっている場合などもあります。そのような場合は、性染色体検査だけでも行い、生物学的性別を明らかにすれば、診断書としての必要な情報を満たすことはできるでしょう。

なお、たとえば47XXYなど、通常の性染色体とは異なる検査結果の方の場合もあります。しかし、「性染色体異常があり、性分化疾患なので、生物学的性別が判定できない。特例法の適用外だ」と判断するのは間違いです。

典型的《てんけいてき》な生物学的状態でなくても、医学的な一般理解として男性ないし女性と判断されるのであれば、その旨を診断書に記載すれば、本特例法の適用となるようです。

ただ、はっきりとした性分化疾患で、戸籍の性別記載が錯誤《さくご》と判断される場合には、本特例法の適用ではなく、従来の戸籍法の中で「戸籍の性別訂正《せいべつていせい》」という形で、性別を変更することは可能です（→Q42）。

また、特例法の診断書の理解が不十分な医師が作成した場合に、この「生物学的性別」を性別移行後の身体的性別で判断することがあります。すなわちMTFであれば「女性」、FTMであれば「男性」として性別判断をするのです。

ここでの生物学的性別は性同一性障害と診断するために必要な情報です。それなのにMTFで「女性」、FTMで「男性」と判断してしまったら、性同一性障害の診断ができなくなります。

性別移行後、手術後の身体的状態を記載するのは「他の身体的および社会的適合状況」のところです。

生物学的性別のところに、MTFで「女性」、FTMで「男性」とする診断書であれば、裁判所の審判においても、診断書として不十分ですし、そのような診断書を作成する医師が、特例法の第二条の定める「その診断を的確に行うために必要な知識及び経験を有する」かについても疑問をもたれるでしょう。ですから、そういった誤った記載の診断書を受け取ったら確認の上、正しい診断書を書き直してもらうか、他の精神科医に相談してください。

（針間克己）

Q12 性別の社会的適合とは何ですか？

特例法には「性別の社会的適合」という言葉が出てきます。具体的にはどういう意味でしょうか？　聞き慣れない言葉でよくわかりません。

戸籍変更申し立ての診断書（↓資料⑤）には「社会的適合状況《しゃかいてきてきごうじょうきょう》」を記す箇所が二カ所あります。

「四　生物学的な性別としての社会的な適合状況」と「七　他の性別としての身体的及び社会的適合状況」です。

「四　生物学的な性別としての社会的な適合状況」は性同一性障害の診断のために必要な情報です。過去において、生まれた身体の性別での暮らしぶりがいかなるものであったかを記します。

たとえば、ＦＴＭであれば、女性としての生活の苦痛《くつう》、困難《こんなん》さを記載します。セーラー服がいやだった。水泳の授業で水着になるのが苦痛であった。生理が苦痛であった。女性扱いされるのが苦痛であった。その結果、登校拒否《とうこうきょひ》になった、自殺《じさつ》を考えた、心理的身体的に不調《ふちょう》になった、などを具体的に記します。

「七　他の性別としての身体的及び社会的適合状況」では、性別の移行を終えた現在の性別での暮らしぶりを示します。

たとえば、ＦＴＭであれば、男性として満足がいく生活であることを記します。夏でもＴシャツ姿でいられる。海水浴場《かいすいよくじょう》や公衆浴場《こうしゅうよくじょう》を利用できる。立位排尿《りついはいにょう》（立ちション）が可能になった。男性としていつも見られるようになった。その結果、フルタイムの男性として過ごすことができ、生活の質が著《いちじる》しく向上《こうじょう》した、などを記します。

（針間克己）

海水浴場

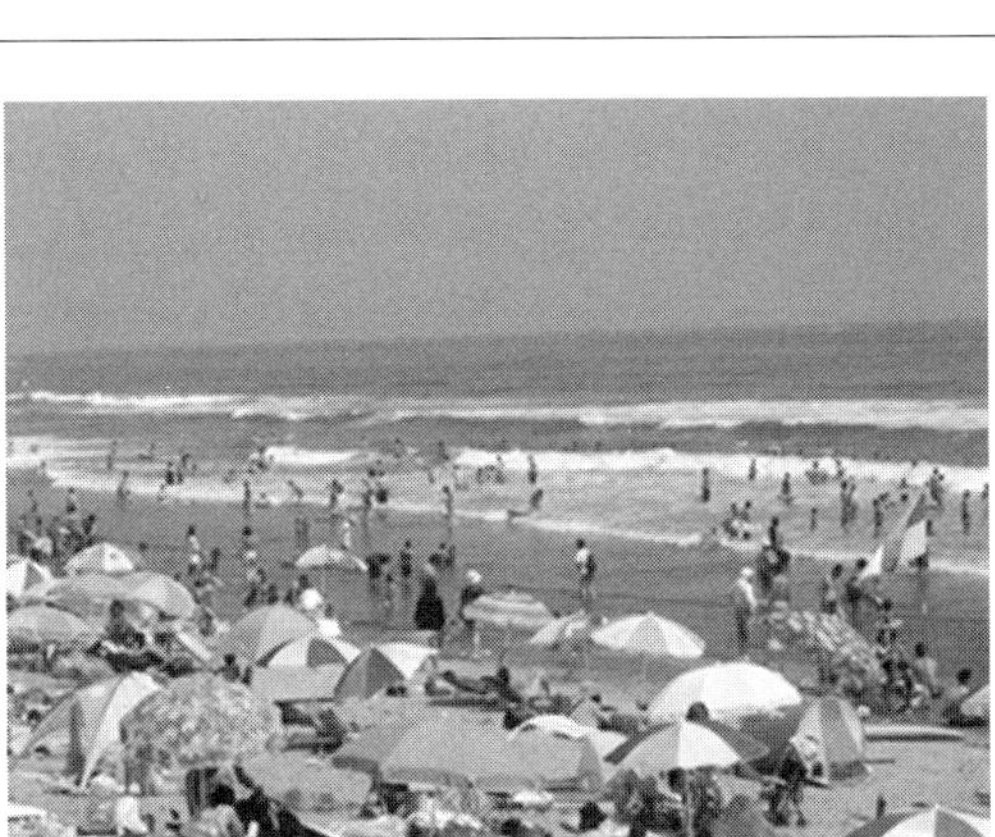

Q13 戸籍の性別変更に必要な医療機関での準備や費用は？

性別変更の手続きに当たっては、具体的にどのくらいの金額がかかるのでしょうか？　時間はかなりかかると聞いたことがありますが、どのくらいでしょうか？

戸籍変更の手続きに関しては医療機関と家庭裁判所での二段階を考える必要があります。

まず医療機関について述べます。

ここでの説明は性別適合手術《せいべつてきごうしゅじゅつ》まで終えていることを条件に考えます。

性別適合手術までに、必要な医学的検査《いがくてきけんさ》や診察を終えていない場合は、医学的検査や診察を受ける必要があります。

医学的検査としては、「生物学的な性別」の判定のための検査があります。染色《せんしょく》体検査《たいけんさ》、ホルモン検査などの血液生化学検査《けつえきせいかがくけんさ》、および診察代あわせて、保険適用の有無にもよりますが、数万円程度かかるでしょう。通院は数回で一カ月以内で終わるでしょう。

また、二名の精神科医による診断がなされていない場合には、精神科に通院する必要があります。

心理検査代《しんりけんさだい》等を含めて初診時三〇〇〇円程度、再診時で一五〇〇円程度かかります。混み具合等にもよりますが、数カ月、数回の通院は必要となります。ですから通院費用は合計で一名の精神科医に対して一万円程度になるでしょう。

次に、二名の精神科医の診断があり、生物学的性別判定の検査も終えている場合の話をします。

まず必要なのが、これまでの治療歴《ちりょうれき》を証明するための診断書です。ホルモン療法、乳房切除術、性別適合手術など、それぞれの医療機関から、診断書を発行してもらいます。診断書は医療機関によって料金は違いますが、およそ二〇〇〇円から五〇〇〇円程度だと思います。

また、海外で手術を行い、海外の診断書がある場合は日本語に翻訳《ほんやく》する必要があります。日本語翻訳は自力《じりき》でしても、知人に頼《たの》んで作成しても特に問題はありませんが、業者《ぎょうしゃ》や医師に頼むと、数千円程度の料金は必要となるでしょう。

また「他の性別としての身体的適合状況」を診察した診断書（→資料③及び一八四頁）も必要です。この診断書も二〇〇〇円から五〇〇〇円程度だと思います。これら診断書発行時に診察代もそれぞれ別にかかるでしょう。

さて、これらの書類がそろったら、精神科医によって家庭裁判所《かていさいばんしょ》に提出する診断書を作成してもらいます。この料金も特に定まっていません。この診断書を作成したことのない医師にとっては、作成にはかなり時間がかかりますので一〇万程度請求されるかもしれません。逆にジェンダークリニックのある大学病院で手術まで

治療にかかる費用

ホルモン療法はおよそ、ひと月に数千円が必要となります。

乳房切除は、医療機関により異なりますが、およそ五〇万〜一〇〇万円程度が必要です。

性別適合手術はＭＴＦであれば一二〇〜一五〇万程度が必要です。ＦＴＭは行う術式により、さまざまですが、埼玉医科大学では子宮卵巣摘出術および陰核陰茎形成術を一五〇万円で行っていました。

終えている場合は、数千円程度の値段の場合もあるようです。数多くの診断書を作成しているいくつかのクリニックでは三万円程度の値段のようです。また作成までの期間ですが、すでに診断までされている場合には、実際にはそれほどの時間はかかりません。ただし、混雑しているクリニックや大学病院では、診断書を書いてもらうまでに順番がなかなか回ってこず、数カ月以上待つということもありうるでしょう。

また、二人の精神科医による署名《しょめい》が必要ですが、一人目の精神科医は一人目の精神科医が作成した診断書に署名するだけですみますので、診察代以上の金額は、かかっても数千円程度でしょう。

以上を簡単にまとめます。

必要な検査や診断がすんでいない場合には、お金は診断書代と診察代、検査代などあわせて一〇万円程度かかる。期間も短くても数カ月はかかる。

検査や診断がすでに出ている場合には、必要なお金は診断書代と診察代あわせて五万円程度。時間はそれほどかからないが、待ち時間が数カ月かかる可能性はあります。

（針間克己）

Q14 家裁申立の費用と期間はどのくらいかかりますか？

戸籍の性別変更を家庭裁判所へ申し立てる場合、通常の民事裁判のように多額な費用と時間を要するものなのですか？どのくらいなのかわからず不安です。

家庭裁判所での手続きです。

まず、抑えておくポイントとしては、申し立てにあたっては、特に弁護士《べんごし》や司法書士《しほうしょし》などの専門家に手続きを依頼《いらい》する必要はないということです（→Q44）。家庭裁判所に行けば必要な書類や手続き方法は説明してもらえますので、自力で申し立てを行って何の問題もありません。書類に不備《ふび》がある場合も、即却下《そくきゃっか》ということはなく、家庭裁判所のほうから、追加すべき必要書類の指示があるでしょうから心配はいりません。

インターネットでも下記ＵＲＬで手続きは記されています。

http://www.courts.go.jp/saiban/syurui/kazi/kazi_06_23.html

申し立てに必要なお金としては、収入印紙八〇〇円と切手代です。連絡通信用の切手は家庭裁判所によって異なりますが、数千円程度です。また、切手は多くの場合、使い切ることはなく、余った切手は返還《へんかん》されます。ですから、実際家庭裁判所の手続きでは金銭は数千円以内ですむと考えてよいでしょう。

　その他に、戸籍謄本などの必要書類を入手するのに、費用がかかります。

　また、申し立てをしてから審判されるまでの期間ですが、書類の不備などの問題がない限りは、一カ月程度で審判《しんぱん》されるようです。ただ、十二月や三月といった年末、年度末に申し立てをした場合には、やや時間が長くかかることも考えられます。特に問題がなく、資料に不備がなければ早く結論が出るようですが、なんらかの問題がある場合には、期間が長引くようです。


（針間克己、大島俊之）

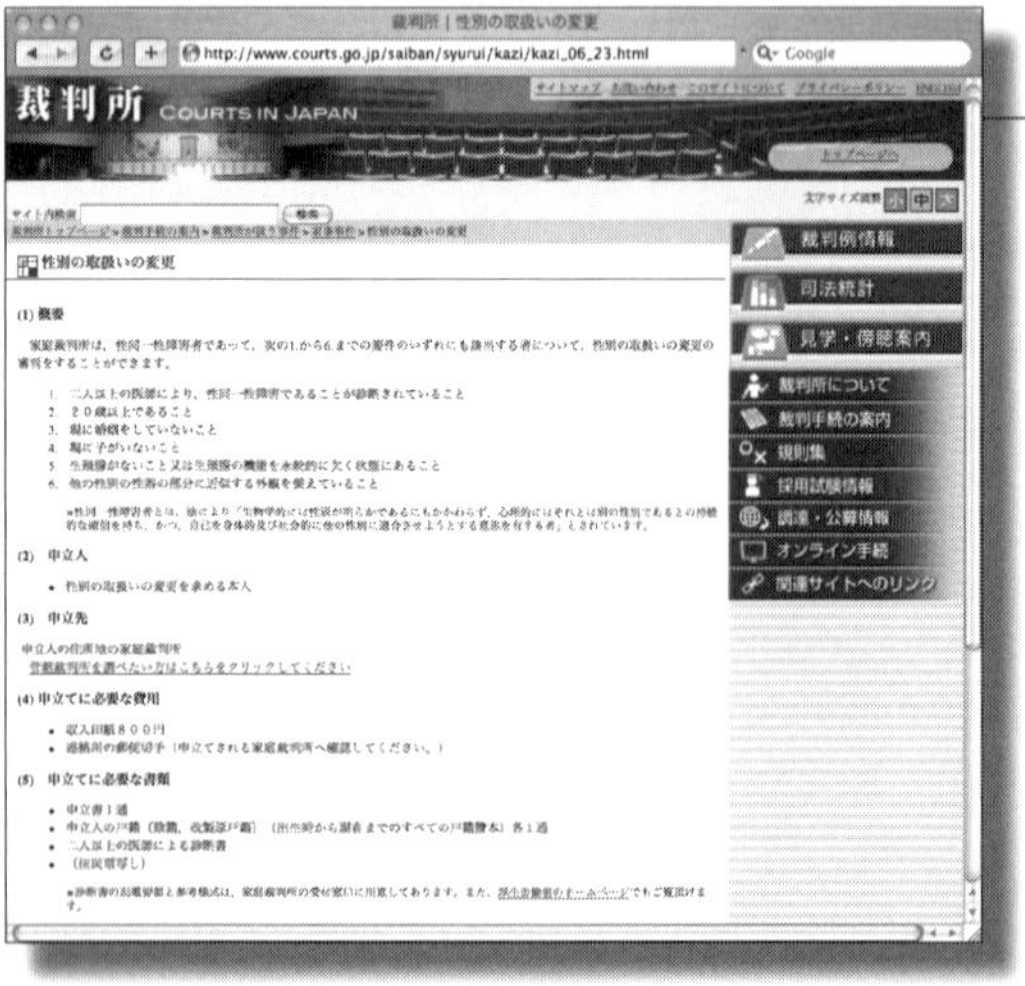

裁判所のホームページ

Q15 戸籍の性別変更手続の仕方はどうするのですか？

戸籍の性別変更に必要な医学的な書類は揃いました。次は、家庭裁判所に提出する申立書の記入をするのですが、どう書いていいのかわかりません。

現在住んでいる土地の家庭裁判所に対して、戸籍変更の申立をすることになります（家事事件手続法二三二条一項）。申立書は、家庭裁判所で貰うことができます。それに記入して、戸籍謄本などの必要書類も併せて提出します。

家庭裁判所においては、裁判官による審理を受けます。その前に、家庭裁判所調査官による調査を受けることがあります。家庭裁判所による手続においては、要件を満たしている人にとっては、特段の問題は発生しないと思われます。

性別の取扱いの変更が認められた人については、家庭裁判所の書記官から、本籍のある市区町村の戸籍係に連絡が行き、職権で戸籍上の性別表記が変更されます（家事事件手続法一一六条）。

家庭裁判所で性別の取扱いの変更が認められなかった人については、高等裁判所に（家庭裁判所を経由して）即時抗告をすることができます（家事事件手続法二三二条三項）。

即時抗告

家事事件手続法八六条一項は、次のように規定しています。「審判に対する即時抗告は、特別の定めのある場合を除き、二週間の不変期間内にしなければならない。ただし、その期間前に提起した即時抗告の効力を妨げない」。

特別抗告

家事事件手続法九四条一項は、次のように規定している。「家庭裁判所の審判で不服を申し立てることが高等裁判所でも許可されなかった人は、最高裁判所に対して、特別抗告または許可抗告をするという方法が残されています。ただ、下記のように、特別抗告または許可抗告は、かなり制限されています。

また、家庭裁判所への申立は、何度でもすることができます。ただ、当事者を取り巻く事情が同じであれば、何度申立をしても、結論は変わらないでしょう。

（大島俊之）

できないもの及び高等裁判所の家事事件審判事件についての決定に対しては、その裁判に憲法の解釈の誤りがあることその他憲法の違反があることを理由とするときに、最高裁判所に特に抗告をすることができる」。

許可抗告

民事訴訟法では、最高裁判所への抗告として、憲法違反があることを理由とする特別抗告のみを認めていたため、民事事件における高等裁判所の決定・命令について、最高裁判所の判例と相反する判断や各高等裁判所間で異なった解釈がとられることがあり、これらを統一する機会がなく、法的安定性を欠くという問題があった。この問題の解決のため、一九九六年の新民事訴訟法により、そうした判断や解釈がでた場合、当該高等裁判所が許可し、最高裁判所への抗告を認めるという制度。

Q16 裁判所での審査は、具体的にどんなことをするのですか？

すべての書類をそろえて申立を受理され、いよいよ家庭裁判所に呼び出されて審判廷に立つ時が来ました。どんなことを訊かれるものなのですか？

各家裁によって、と言うよりは、申立人一人一人によって、ある程度違うことを訊《き》かれると思います。また、特例法施行初期よりも、九年経った二〇一三年現在の方が短時間になっているようです。この先も認容例《にんようれい》が増えるにつれて、より簡《かん》略化《りゃくか》されていくかもしれません。

私は特例法施行の初日に東京家庭裁判所に申し立てをして、約二カ月後に審判廷《しんぱんてい》に呼び出されたので、初期中の初期の部類なのですが、同時期や一、二年後に呼び出された当事者の話を聞いても、「思ったより短い時間で、すごく当たり前のことや、個人的なことを訊かれた。書類が揃《そろ》っている以上、審判官《しんぱんかん》も訊くことを見つけるのに苦心しているように見えた」という人ばかりでしたし、私もそのように感じました。

参考までに、私が訊かれたことを書いてみます。終了直後に思い出して書いたものなので、かなり正確だと思いたいのですが、極度《きょくど》に緊張していたため、一つ二つ抜けているかもしれません。ちなみに現在は、これよりもずっと短く終わると思われます。

「今でも、これからもホルモン投与《とうよ》をしていくのですか。それによって男体《なんたい》が保てるのですか。そしてそれが望みなのですか」――これは私にとっては、全てイエスと答える以外ないほど当たり前のことでした。

「男で働いていて差別されたりしたことはないですか」――〈今まではなかったのですが、この先性別が変わらなかったら、もしかしてあるかもしれません〉と答えたかったですが、イイエとだけ答えました。

あとは、私にのみ当てはまる内容のものでした。実際には必要ないのですが、初期だったので念のため母から「この子の性別を変えて下さい」という手紙を書いてもらって提出《ていしゅつ》したために、「お母さんからも陳述《ちんじゅつ》が出ていますが、親も賛成しているのですか」と訊かれました。また、「本を書いたり大学で話をされたりしているようですが、どのような内容ですか」とも訊かれましたが、これは「(各自の)仕事」について問われたと思ってよいでしょう。

審判官は威圧的《いあってき》でも無愛想《ぶあいそう》でもなく、淡々《たんたん》とこれらの事柄《ことがら》について質問し、終了時には少々笑顔もみせて、好印象で退廷《たいてい》していきました。申し立てた側によっては恐ろしく緊張して果てしないほどの長時間に感じられるかもしれない審査ですけれども、やはり淡々と余計《よけい》なことを言わずに答えていけば、たいてい問題ありません。

裁判所や役所などは、例えば提出書類に些細《ささい》な不備があったりすると受け付けないことが多いものですが、揃えるものさえ揃っていれば、拍子《ひょうし》ぬけするほどアッサリ通してくれるように感じます。

また、そのような「提出書類に不備がないかどうか」の確認を共通項《きょうつうこう》として、私も含めほとんどの人が訊かれた質問もあります。「戸籍上の性別を変更すると元に戻すことは難しいですが、それでも構いませんか」とか、男性から女性になった人に対しては、「性別を女性にすると、女性とは結婚できなくなりますが、それでもよいですか」（女性から男性の人の場合は、この逆パターン）というようなことです。

後者は、同性婚実現を望む人には「はい」とは言いづらい質問ですが、とりあえず自分の現実の性別変更を第一義として審判廷にいる以上、なかなか「いいえ」と言う人はいないのではないかと思われます。気持ちよいとは言えない質問です。

（虎井まさ衛）

プロブレムQ&A

III

戸籍の性別変更をした人

Q 17 これまでの戸籍の性別変更をした人の統計というものはあるのでしょうか？

これまでに戸籍の性別変更をした人はどれくらいいるか具体的な統計はありますか？　またどういう人が変更したかなどもわかりますか？

戸籍変更した人の統計はあります。最高裁判所のホームページで見ることができます。二〇一一年の統計は以下のページです。

http://www.courts.go.jp/sihotokei/nenpo/pdf/B23DKAJ03.pdf

二〇一一年の統計によれば、新受《しんじゅ》六三九件、既済《きさい》六一八件、認容《にんよう》六〇九件、却下《きゃっか》一件、取下げ八件、その他〇件、未済《みさい》六〇件です。

新受とは、これまでに申し立てられた件数で、既済がすでに結果が出たもの、未済がまだ結果の出てないものです。認容とは、戸籍変更が許可された人です。却下とは、審判官《しんぱんかん》の審判により、認められなかった人です。取り下げとは、申し立てを取り下げた人です。

却下一件についての却下理由は、最高裁判所からの発表では明らかにされていません。特例法改定前には、子どもがいる性同一性障害者の数名が、子どもがいることを理由に却下されたとのことがありましたが、改定後の現在、その却下理由は

戸籍の性別変更認容件数の推移（2012年12月）

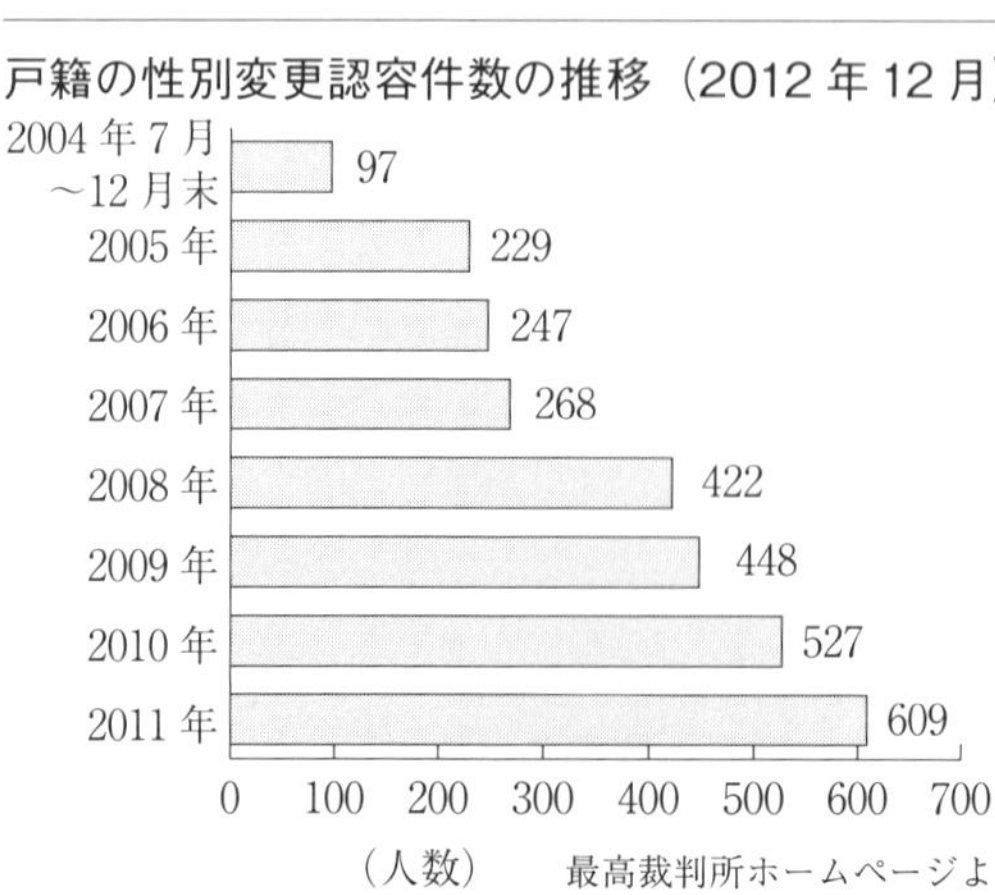

最高裁判所ホームページより

不明です。何らかの要件を満たさないまま申し立てしたのだと思います。

取り下げ八件もその詳細《しょうさい》は不明です。しかし、性別適合手術が終わってない場合など、要件を満たしていないものが、要件を知らないままに申し立てをし、裁判所側から、「このまま審判しても却下される」との説明を受け、取り下げるケースなどが考えられます。

次に、これまでの年ごとの統計もわかりますので、認容件数の推移《すいい》を記します。

まず特例法が施行された二〇〇四年七月から一二月末までの最初の約半年間で、九七名が認容されています。次の二〇〇五年の一年間で二二九名、二〇〇六年二四七名、二〇〇七年二六八名、二〇〇八年四二二名、二〇〇九年四四八名、二〇一〇年五二七名、二〇一一年六〇九名です。合計で二八四七名です。

こうして見ていくと、認容されている人は増加傾向だといえます。実際の中身を考えると、見た目以上に増加傾向に思われます。

どういうことかというと、特例法が施行される前には、性別適合手術を受けたものの性別変更できなかった人が、何年、何十年の蓄積《ちくせき》の中、存在したわけです。そういった方々が、最初の数年の間、次々と申立をして認容されたわけです。ですから、特例法施行後の最初の数年の認容者の多くは、過去何年かにわたって、性別適合手術を受けてきた人たちです。

ですが、その後は違います。最初の数年で、過去に性別適合手術を受けた人の大多数は戸籍変更を済ませたわけですから、それ以降に戸籍変更した人は、最近に

戸籍変更診断書年別作成数の推移（2012年12月）

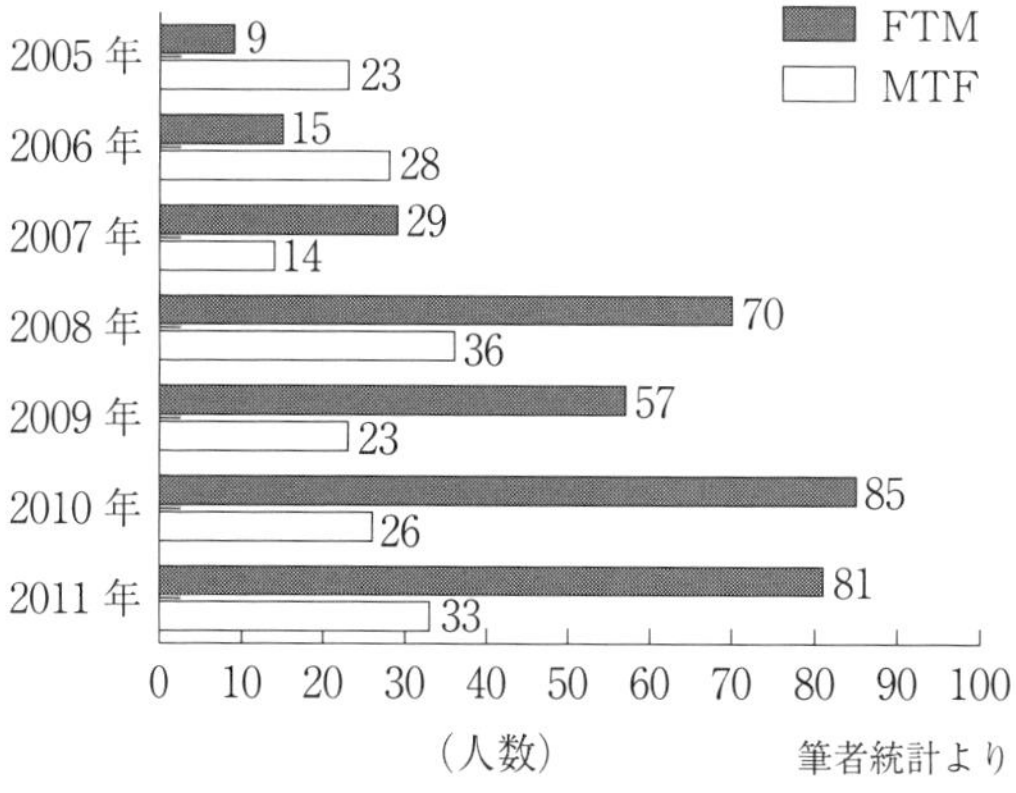

筆者統計より

なって性別適合手術を受けた方になります。

このことを考えると、最近いかに多くの当事者が性別適合手術をうけるようになったことを理解できるかと思います。また、主要な医療機関では、性同一性障害の受診者のおよそ二割が、戸籍変更をしています。そこから逆算すると、二〇一一年末までに受診した性同一性障害者は実数で約一万五〇〇〇人と推測《すいそく》できそうです。

さて、最高裁判所の統計発表では、性別や年令といった戸籍変更者の特徴等に関するデータは、公表していません。

そこで、参考までに私がこれまでに作成した戸籍変更の診断書をもとにいくつかデータを示したいと思います。

二〇一一年一二月末までに、私は五二九通の診断書を作成しています。MTFは一八三通、FTMが三四六通です（七三頁下欄の図参照）。年別の作成数も下の図で示しました。二〇〇八年に開業しましたので、二〇〇八年から増加したという事情もありますが、MTFの数はそれほど変わっていなく、FTMの増加がよりいっそう目立つともいえます。これはこの頃より、戸籍変更ためには陰茎形成術までは必ずしも必要としない、という認識が当事者の間で

年齢別戸籍変更認容数の推移　　筆者統計より

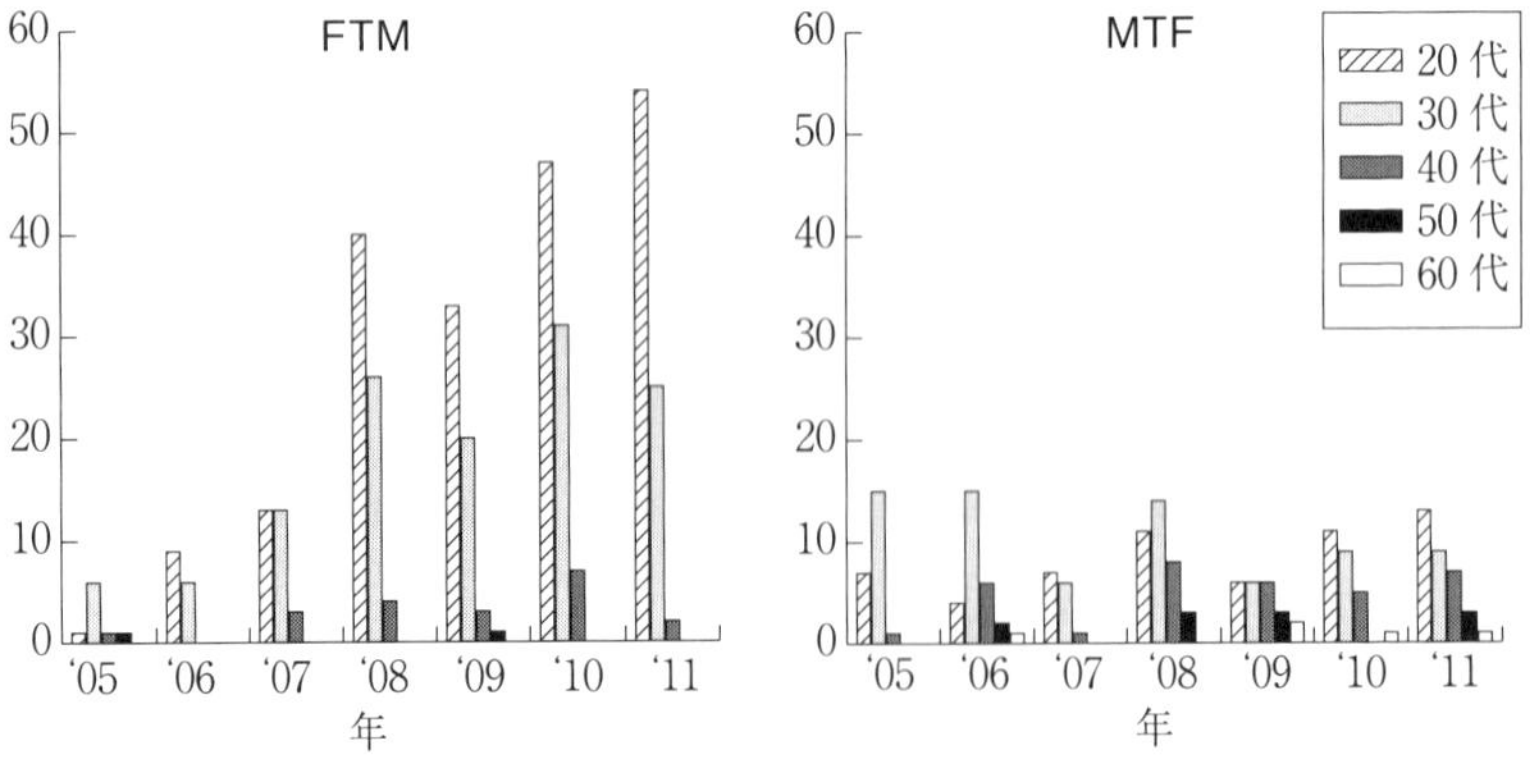

FTM内訳

	20代	30代	40代	50代	60代
2005年	1	6	1	1	0
2006年	9	6	0	0	0
2007年	13	13	3	0	0
2008年	40	26	4	0	0
2009年	33	20	3	1	0
2010年	47	31	7	0	0
2011年	54	25	2	0	0

MTF内訳

	20代	30代	40代	50代	60代
2005年	7	15	1	0	0
2006年	4	15	6	2	1
2007年	7	6	1	0	0
2008年	11	14	8	3	0
2009年	6	6	6	3	2
2010年	11	9	5	0	1
2011年	13	9	7	3	1

広がったことも一つの原因と考えられます。

次に年齢分布を見てみましょう。

ＭＴＦでは二十歳代五九名、三〇歳代七四名、四〇歳代三四名、五〇歳代一一名、六〇歳代五名でした。

ＦＴＭでは二十歳代一九七名、三〇歳代一二七名、四〇歳代二〇名、五〇歳代二名、六〇歳以上は〇名でした。

年別の年齢分布をグラフにしました。ＭＴＦではもともと、三〇歳代にピークがあったのが、ここ数年、二十歳代にピークが移ってきました。ＦＴＭでは、もともと二十歳代にピークがあったが、二〇〇八年頃より、その傾向がより一層顕著になってきました。戸籍変更者の若年化がグラフから読み取れると思います。

また性別適合手術を国内か海外どちらでしたかも記しましょう。

ＭＴＦでは、国内五三名、海外一三〇名でした。

ＦＴＭでは、国内一二二名、海外二二四名でした。

国内では、私の診療する東京では、主としてナグモクリニックで性別適合手術を行うかたが多いです。海外ではタイの人気が高く、その人気は年々高まっている印象があります。

私の示した臨床統計《りんしょうとうけい》の傾向については、他の医療機関のデータを参照したり、他の医師との個人的な意見交換をした印象では、おおよそ日本全体の性同一性障害の戸籍変更者の特徴と合致するものだと思います。

（針間克己）

性別適合手術をした場所

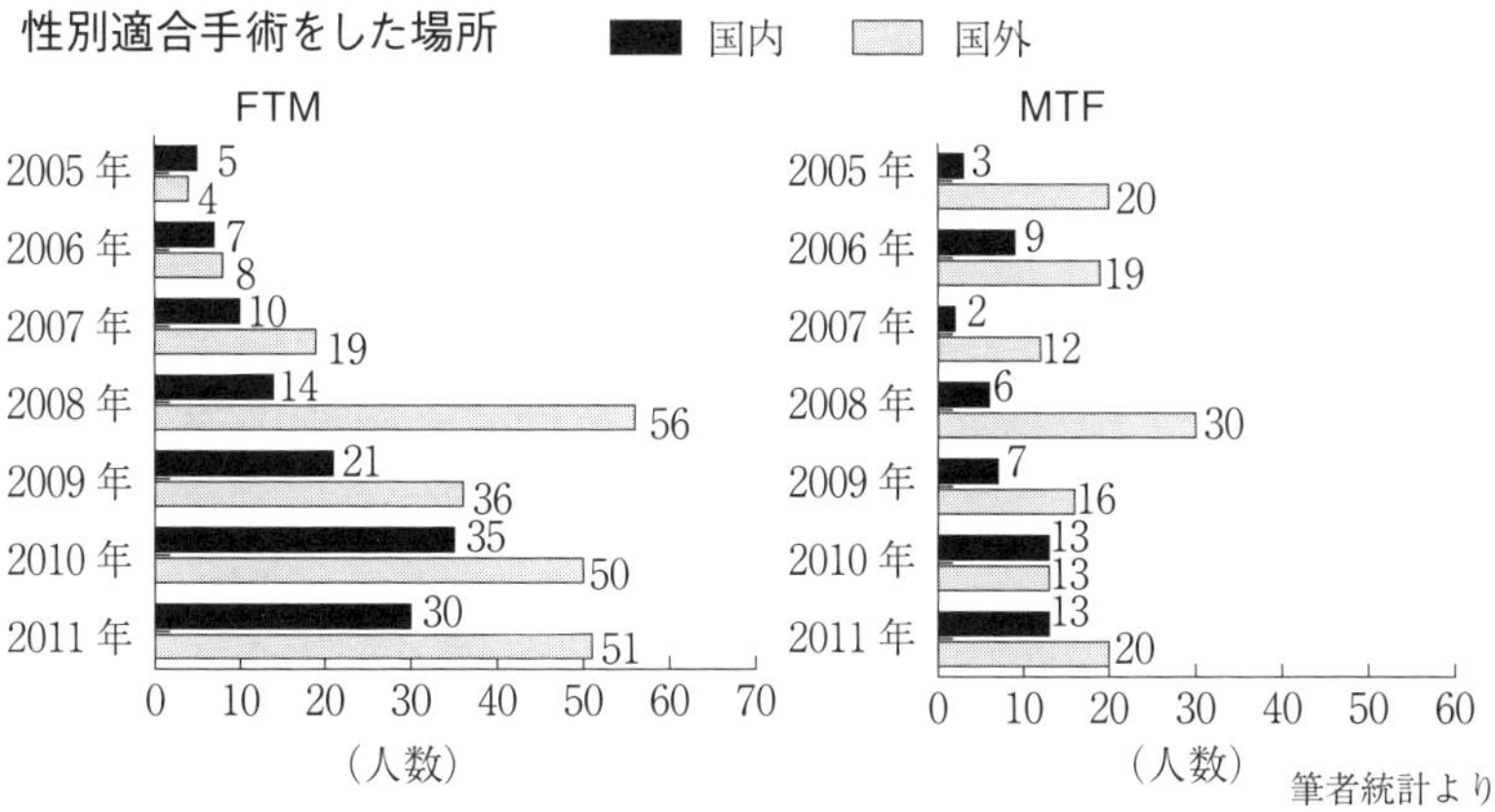

筆者統計より

Q18 戸籍の性別変更をした理由は何ですか？　メリットはありますか？

戸籍を人にみせることは少ないように思います。わざわざ戸籍の性別変更をするほどのメリットはあるのでしょうか？具体的なことを教えてください。

性を越境《えっきょう》する当事者が、戸籍の性別と異なる外見で、日常生活を送るには、さまざまな困難《こんなん》が伴います。日常、私たちは多くの場面で、身分を証明し、公的な書類の提出を求められます。そして公的書類の多くには性別欄があり、そこに記載される性別は戸籍に準じています。このため、見た目の性別と戸籍の性別が異なると、多くの場面で不都合が生じてしまうのです。

例えば住まいの確保です。不動産契約《ふどうさんけいやく》には通常、住民票の提出が必要です。ところが住民票には性別欄があり、その性別は戸籍に準じています。このため不動産会社や家主に理解がなければ、戸籍の性別と見た目が異なる人の賃貸契約《ちんたいけいやく》は難しくなります。

年金、雇用保険《こようほけん》、健康保険のいわゆる社会三法《しゃかいさんぽう》は、原則として一括して申請する必要があります。このため、同様の理由でどれか一つでも性別欄《せいべつらん》でつまづくと、全ての加入が難しくなります。ところが年金手帳の性別は戸籍に準じています。つ

戸籍の性別変更後の社会三法の手続きについて

国民健康保険以外の健康保険、雇用保険の性別変更は、それぞれ勤め先を通して登録事項の訂正願いを提出するというのが基本です。

この場合、健康保険証の訂正願いは加入する健康保険組合に、雇用保険の性別変更は、公共職業安定所に

まり、戸籍の性別が変わらなければ、正規雇用を受けることが難しくなるのです。

もちろん事情を話して受け容れられれば、社会保険上の記録はつながり、同一人物のものとして扱ってもらえます。しかし雇用主《こようぬし》に理解がなければ、そもそも採用すらしてもらえません。このため、正社員になることをあきらめ、書類の提出を必要としない、パート、アルバイトで働いている当事者も少なくありません。

健康保険証にも性別欄があります。国民健康保険証の性別も戸籍に準じています。保険証の性別で取り扱われたくないあまり、医者にかかることすら躊躇《ちゅうちょ》する当事者も少なくないのです。

さらに、選挙の投票所入場券にも性別欄があります。一見、平等に与えられている参政権でも、投票所でのトラブルや偏見《へんけん》を恐れれば、一票を投じることすらできません。

このように、現状の社会制度の多くに性別欄があり、性を移行した当事者の多くが、事あるごとに制約や不利益を受けるのです。戸籍の性別変更は、こうした不利益の抜本的な解消につながるもので、そのメリットは計り知れません。

また、性的なありようは個人のアイデンティティの根幹《こんかん》にかかわるものです。ところが世間には、外見の性別はどうあれ、あくまで書類上の性別で相手を扱おうとする人たちが少なくありません。自らのアイデンティティと異なる性別で、いちいち扱われる不快感、自分の性別についていちいち説明を迫られる負担を減らすためにも、戸籍の性別変更は大いに役立つ可能性があります。


届けを出さなければなりません。

なお加入している健康保険組合に性別変更の届出フォーマットがない場合には、資格取得届に二重線を引いて訂正届けとするなどの対応が必要になりそうです。また、勤務先を通じた雇用保険の変更がプライバシーなどの理由で難しい場合には、保険給付を受ける際、身分証明証を提示し本人と確認されることで、その場での性別変更が可能とのことです。

最後に年金手帳の性別ですが、これは通常、住基ネットを通して自動的に変更されるとのことです。なお、通常一人に一つしかない基礎年金番号が複数ある場合には、あらかじめ社会保険事務所で番号の統一を図っておく必要があるそうです。年金手帳の再発行とあわせて最寄の社会保険事務所にご相談になることをお勧めします。

「戸籍まで変わったのなら……」とそこでようやく態度を変える人も、残念ながら少なくないのです。たかが書類の一文字、されど書類の一文字。そんな現実があります。

以上のように、戸籍の性別変更には大きなメリットがあります。しかしより根源的な問題の一つは、社会の固定的な性の捉え方にあります。どのような性であれ、一人ひとりの「自分らしさ」が尊重される社会づくり、その実現に向けた努力が、今後、ますます求められているのだと思います。

（上川あや）

戸籍の性別変更後、性別変更できないものについて

戸籍の性別変更の後も、記載の変更の難しい書類のひとつに、高校、大学、専門学校が発行する卒業証明書や成績証明書があります。従来、多くの学校は卒業時点での名前や性別でそれらを発行しています。このため卒業後に性別を変更した場合、その後の就職や転職に不都合が生じる恐れがあります。

学校によりその対処はさまざまだとおもいますが、結婚後の姓名の変更にあわせて記載の変更に応じているような学校であれば、卒業後の性別変更も柔軟に対応してもらえる可能性が高そうです。いずれにしても最初からあきらめる必要はありません。記載の変更が必要な理由を積極的に伝え、対処をお願いしてみるといいでしょう。

Q19 住民票や保険証など、役所の手続はどうするのですか？

「戸籍上の性別変更を認める」という簡単な書状が家庭裁判所より届き、戸籍上の性別は変更できました。役所での手続きが必要な他の書類はどうでしょうか？

『解説　性同一性障害者性別取扱特例法』（南野知恵子監修／日本加除出版、二〇〇四年）の中に、「性同一性障害者性別取扱特例法Q＆A」という章があります。そこに「戸籍の記載については、裁判所書記官によって戸籍記載《こせききさい》の嘱託《しょくたく》の手続きが行われますので、性別の取扱いの変更の審判《しんぱん》を受けた本人が届出をする必要はありません」と書かれた箇所があるのですが、住民票や保険証の元になっている戸籍が、嘱託になる、つまり「自分で窓口に行かなくとも役所がやってくれる」のであれば、他の公文書《こうぶんしょ》もそれに伴《ともな》い同時期に変更されるはずです。

私もそのように聞かされていたのですが、どうにも心配で仕方なくて、居住区の役所に問い合わせ続けたところ、最初の数日は「そんなケースは初めてで……まだ何も裁判所からは届いていませんが……」とシドロモドロの返答をされ、いよいよ不安でしたけれど、一週間ほど経ってから、「届きました！　確かに嘱託ということなので、こちらで全て変更します。変更を確認に来られるのは自由ですが、ど

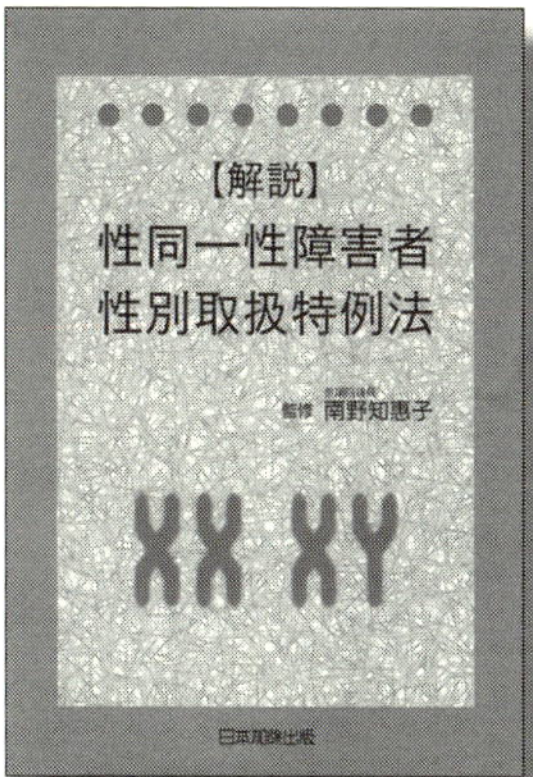

『解説　性同一性障害者性別取扱特例法』

のくらい時間がかかるかわかりません。ただおそらく新しい保険証を送付することになるので、それが届いた時は完了していると思っていただいて結構です」との嬉しい答をもらいました。

実際、それから数日で「男」（以前は「女」と表記）と表記された新しい保険証が郵送されてきました。ちなみに私は国民健康保険証ですが、会社勤めの人などは、各々の会社の社会保険を扱う部署に出向いて事情を説明し、そこの人から社会保険事務所へ連絡してもらって、変更されるのが一般的です。

それでもやはり「他の書類はどうなんだろう？　そもそも戸籍は本当に、本当に変わっているのだろうか？」という思いが消えず、翌日私は区役所に行き、戸籍《こせき》抄本《しょうほん》と住民票を取り寄せてみました。

見事に変わっていました！　住民票はもとより、戸籍上の性別も「男」になっていました（ただし、戸籍上には転籍をしない限り「従前の記録　父母との続柄　長女」といった記述は残りますし、「平成十五年法律〇〇号××条による裁判発効日」などと書かれています）。この法律番号は、たとえ転籍《てんせき》を重ねたとしても消えません。私はその後、転籍をしていない戸籍謄本《こせきとうほん》・抄本を使用して、婚姻届を出したり事務所を借りたり色々なことをやりましたが、どれもこれも変な顔一つされずスンナリと通ったので、「よけいな所を見る人は少ないみたいだな」と感じたものです。

しかし何人かの当事者からは、「パートナーの連れ子に自分の昔のことを話していないから、この法律番号は消してほしい」「面接の時に『この法律番号は何のこ

戸籍の性別変更後のパスポートの手続きについて

パスポートの性別を変更する場合は、新しく作り直す必要があります。窓口で性別変更による訂正新規申請と告げねばなりません。性別変更が記載された戸籍謄本または抄本（六カ月以内の最新のもの）に加え、一般的に新しくパスポートを作る際に必要な書類や写真一式が必要です。一般的な必要書類については、各都道府県の申請窓口までお問い合わせ下さい。各都道府県の申請窓口のホームページ http://www.mofa.go.jp/mofaj/toko/passport/pass_6.html

戸籍の性別変更後の免許証の手続きについて

運転免許証には性別欄がそもそもありませんが、免許センターの原簿にはありますので、居住地の警察署

とか』と訊《き》かれて、就職を諦《あきら》めた」という話を聞きました。今後の重要な課題であり、戸籍が変わった後はなかなか声もあげられずにいる当事者たちの一部には、悩ましい項目です。施行数年後からメディアにも取り上げられ続けていて、この改訂版にも詳しく書かれている嫡出子の問題に関しても、この表記がなければ起らなかったことではないでしょうか。そういうわけで法律番号は、少なくとも私の書く文章には記しません。ご了承ください。

各役所により多少の違いはありますが、大体このように戸籍上の性別が変更されますと、（国保の場合の）保険証や、住民票は自動的に変わります。

また、家裁から来た「変更を認める」という書状を自分で役所の窓口に持っていくと、対応が数日早まることがあるそうです。

（虎井まさ衛）

に出向いて所定の用紙に必須事項を記入した後、替えてもらうことになります。その際対応する人が不慣れな時は、免許センターに行くように言われることがあるかもしれませんが、実際は近くの警察署で大丈夫です。

Q20 結婚はできるのでしょうか?

法的書類の性別が変更されたとは言え、「男女であること」がもっとも求められる現在の日本の婚姻制度は、性同一性障害の人々にも適用されますか?

法的に異性と結婚することは可能です。例えば女性から男性に戸籍上の性別を変更した人は、法的には男性なので、女性となら結婚できるわけです(現今の日本では同性婚がまだ認められていないため、法的に男性になって男性と結婚することは、残念ながらできません。女から男になって男しか愛せない人もいるし、男から女になった人ではかなりの割合で、女性を好きになるのですが……)。私も実際に、七年越しの交際を実らせて、女性と結婚しました。

手紙やメールをくれる当事者の中には、「彼女と結婚するために男になりたい。そのために手術をし、戸籍も変えたい」という人も少なからずいて、「女性と結婚するためには男でなくてはいけないというのは、どうかと思うが……。しかしそのために男の身体にしようと思えるなら、同性愛とは違うのかもなあ。結婚に対する思い入れが強すぎて、それが至高《しこう》の目標みたいになってしまうのかなあ」と色々考えさせられます。

私はそれほどには結婚願望が強くなかったので、若い当事者たちの一部が結婚に強い憧《あこが》れを抱いている姿は、不思議に映ります。年長の当事者の方が、結婚に関しては冷静な眼を持っている感じです。長く生きてきたため、アバタもエクボになってしまう恋愛と、現実生活となる結婚は別物であるということを、自分でもいくつかのケースを経験したり、友人たちのケースを多く見聞きしてきたりして、よりよく理解しているからかもしれません。

若い当事者のカップルで、特に女から男になった人と女性の場合には、「一般的な結婚ができない」「彼自身と私の赤ちゃんが産めない」という理由で――特に同年代の友人の女性たちと我が身を引き比べて悲しくなった彼女が、別れを切り出すことが時にあるため、彼の方も必死になるきらいがあります。

私と連れ合いは四十歳過ぎての初婚《しょこん》だったため、そのような問題はありませんでした。ただ双方の親も年齢が高くなりますから、結婚というものを「二人だけの出来事」で済ませるわけには行かず、ある程度は「家」同士の結びつきになります。これは性同一性障害であろうとなかろうと、変わりはないでしょう。しかし相手側の親族や友人にどこまで打ち明けるのかという点では、当事者は悩むことになります。これは個々のケースによりけりです。「家の名前に傷がつく」「子孫《しそん》が残せないことが最初からわかっているのに」などという反対が出る環境に生きている相手と結婚しようとした時には、かなり苦労することになるでしょう。

また、親族の手前のところでストップする場合もあります。つまりパートナー

海外の訴訟例

コーベット対コーベット事件（Corbett v. Corbett イギリス、一九七〇）

異性装者だった夫が、男から女への性別適合手術を受けた人を何年もの交際ののち妻としたが、短い結婚生活ののちに「妻は結婚当時男性だったので婚姻を無効にしたい」と言い出し勝訴。

イン対エリック事件（Ying v. Eric シンガポール、一九九一）

妻が、夫が女から男への手術を受けた人間だということを結婚後に知

の家族が強硬《きょうこう》に反対するケースです。「たとえ法的に異性だとしても、過去までは変えられない。ウチの子は〈生まれつき〉の異性と結婚させる」といったような考えを相手の親が曲げず、どうしても成就《じょうじゅ》しなかった話も何件か聞きました。多くは、その相手――〈生まれつき〉の女性が、出産適齢期《しゅっさんてきれいき》である事例でした。

　さらに、相手にもその家族にも自分の過去を告げず、結婚して幸せに暮らしている例もあるにはあります。けれども時に、露見《ろけん》した際に深刻な訴訟《そしょう》に発展してしまったりします。やはりパートナーには、事実を告げるのが本当でしょう（非常に辛く難しいことはよくわかりますが）。もしパートナーが子どもを持つことを期待していたら、なおさらです。二人でよく話し合い、お互いの愛情に勝《まさ》るものはないと得心《とくしん》してから、前に進むほうが賢明《けんめい》です。

（虎井まさ衛）

って離婚訴訟をおこし、勝訴。

　ファーハド対ミナ事件（Farhad vs Mina、イラン、二〇〇七）

　妻が元男性であったことを知るも、夫はその後も四年ほど一緒に暮らしていたが、その妻と金銭的なことでもめた後に「妻は元男性。結婚は無効」として離婚訴訟を起こす。

　なお他にも多くの国々のケースが詳細な解説とともに記されている文献に、以下のものがあります。

　大島俊之「性同一性障害と婚姻――英米法圏における問題――」神戸学院法学第30巻第1号（二〇〇〇年五月）

　http://www.law.kobegakuin.ac.jp/~jura/30-1/30-1_hbun1A.htm#NO2_01

Q21 生殖補助医療は受けられるのでしょうか？

性別適合手術を受けると生殖能力がなくなってしまいますが、私は子どもがほしいのです。生殖補助医療の利用は可能なのでしょうか？

性同一性障害の人の、生殖補助医療利用は、倫理的《りんりてき》、医学技術的《いがくぎじゅつてき》、法律的観点《かんてん》などから、身体治療開始前《しんたいちりょうかいしまえ》と後で、それぞれ考える必要があるでしょう。

まず身体治療開始前について考えます。

ＭＴＦにおいては、精子《せいし》を保存するという選択肢《せんたくし》があります。技術的に十分可能なことですが、特例法との関係では難しい問題が生じます。

精子保存、性別適合手術、その精子を利用して子どもを持つ、戸籍変更申し立てという順番の場合、戸籍変更は、その時点で子どもがいるために、認められません。

しかし、精子保存、性別適合手術、戸籍変更申し立てという順番ですと、戸籍変更は認められます。そして、変更後に保存精子を利用すれば、子どもを持つことは可能です。そうするとＭＴＦの人の戸籍の性別はどうなるのでしょうか？　特例法は「現に子がいないこと。」という要件であり、その後に子どもを持つことを

身体治療開始前のＭＴＦの場合

①精子保存 → ②性別適合手術 → ③精子利用して子どもを持つ → ④戸籍変更 → ×

①精子保存 → ②性別適合手術 → ④戸籍変更 → ③精子利用して子どもを持つ → ？

禁止しているわけではありません。ただ、生殖腺《せいしょくせん》がないこと又は生殖腺の機能を永続的《えいぞくてき》に欠く状態にあること。」という要件もあります。結局、特例法は、こういった状況を想定《そうてい》しないために、結論は今のところは、はっきりしません。

また、ＦＴＭでは、受精卵《じゅせいらん》の低温保存《ていおんほぞん》という技術はあるようです。受精卵の低温保存を利用した場合には、子宮摘出《しきゅうてきしゅつ》後は、他の女性の子宮を用いることになります。そうすると子どもが産まれても、法律上はその女性が母親となり、ＦＴＭの子どもとは法律上も認められないことになるでしょう。

いずれにせよ、議論があるにせよ、このような技術があることは、当事者に情《じょう》報提供《ほうていきょう》されるべきことです。国際的な性同一性障害の治療指針《ちりょうししん》である「スタンダード　オブ　ケア」では、「生物学的男性，特にまだ生殖していない人々は、精子の保存という選択肢を知らされるべきであり，ホルモン療法を開始する前に精子バンクの利用などを考慮《こうりょ》してみるよう勧告《かんこく》されるべきである。生物学的女性については，現在のところ，受精卵の低温保存以外に卵子の保存手段がないが，その情報を含めて生殖問題について知らされるべきである。他の選択肢《せんたくし》が利用可能になった際は，それらが呈示《ていじ》されなければならない。」と記しています。しかしながら、今の日本では必ずしもこういった情報提示は徹底《てってい》されていないかもしれません（↓Q48）。

次に身体治療を行い、自己の生殖能力を喪失《そうしつ》した場合を考えます。

まず、ＭＴＦですが、女性として生殖補助医療を受けることは、現在の技術ではほぼ不可能でしょう。

ＦＴＭの場合は、第三者の精子を利用する方法があります。この方法を用いて、実際に子どもを持たれた方もすでに何人もいるようです。しかしながら、現在はその子どもはＦＴＭの父親の嫡出子としては認められていません。そのことを不服として、現在裁判が行われているところです。

生殖補助医療を行っている医療機関では、このような第三者の精子を用いた方法は、法的な夫婦であれば、ＦＴＭが夫でも、原則的には行うようです。ただその場合、現時点では嫡出子としては認められないとの説明もされるようです。ただ、そのような問題があるため、ＦＴＭが夫の場合には行わない、という医療機関もあるようです。

いずれにせよ、今後も様々な生殖医療技術の進展が見込まれますので、そういった場合の親子関係をどう考えていくべきか、早急に検討していく必要があると思います。

（針間克己）

Q22 他の病気で病院にかかる時はどうすればよいでしょうか？

戸籍の性別変更後に医療機関にかかる場合、できたら過去の性別は言いたくありません。言わなくていいでしょうか？　どうしたらよいか教えてください。

特例法ができる前に、性同一性障害の人が戸籍の変更ができずに困る理由として、「性別が知られるのが嫌で、病気になっても病院にもいけない」というものがありました。

これはたとえば、普段は男性として生活しているＦＴＭの人が、保険証に女性と書かれていると、病院で女性と知られるのがいやで、病院に行けないという主張でした。

しかし、特例法により戸籍の性別変更が行われた後は、ＦＴＭの人であれば保険証も男性になりますので、病院にも男性として受診することができます。

性同一性障害の人にとって、生まれた時の性別を知られたくないという気持ちは私もわかります。

しかし、医療者《いりょうしゃ》の立場から言わせてもらえば、たとえば、ＦＴＭの人がもともと女性であったことを隠《かく》して、診察《しんさつ》を受けるのは困ったことになります。もともとの性別がなんであったか、現在どのような薬（ホルモン剤）を服用《ふくよう》しているか、これまでにどんな手術をしてきたか、これらは医師が診断や治療方針《ちりょうほうしん》を決めるにあたって、どれも大切な情報です。こういった情報がないままに、診断や治療を行うと、誤診《ごしん》や不適切な治療法の選択にもつながりかねません。これは、ＭＴＦの人にとっても同様です。

話したくない気持ちもわかりますが、やはりより良い治療をうけるためには、隠すことなく話してほしいものです。

ただ、必ずしも、受付の段階でそこまで話す必要はないでしょう。診察の場面で医師に直接、「実は……」と話をし、配慮《はいりょ》をお願いするというのでも構わないでしょう。医師には守秘義務《しゅひぎむ》がありますので、話をしてもそれが外部に広がる心配はありません。

なお、入院する場合には、戸籍変更をしていれば、問題なく変更後の性別で扱われるでしょう。戸籍変更前の場合は、身体治療の程度など個々の場合に応じて判断が分かれるところです。入院前に自分の希望を話して、適切な対応を求めるのがよいでしょう。

（針間克己）

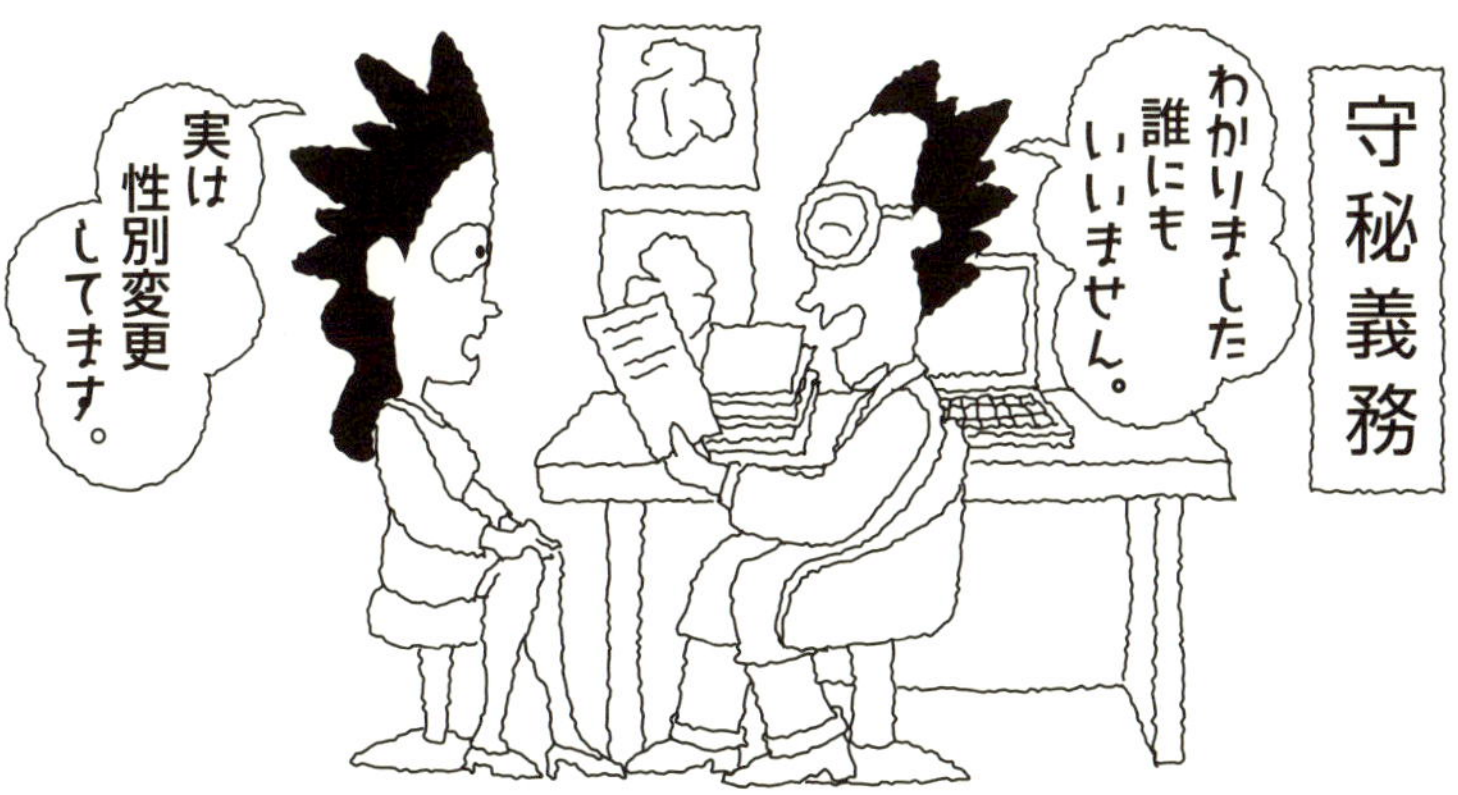
守秘義務
わかりました 誰にも いいません。
実は 性別変更 してます。

Q23 職場では性別の扱いはどうなるでしょうか？

戸籍の性別変更後には職場での性別の扱いはどのようになるでしょうか？　気をつけておくことはあるでしょうか？　転職する際など心配です。

職場での性別の扱いに関しては二通りのケースが考えられます。

一つ目は同じ職場に在職《ざいしょく》しながら、戸籍の性別を変更する場合です。

このケースでは、多くの場合はすでに望みの性別で仕事をしていて、戸籍変更後は社内での手続きを行い、正式の望みの性別扱いになる、という流れでしょう。この場合は大きな問題はそれほど生じないと思います。

しかし、もともとの性別で働いていて、職場に何の相談もせず戸籍の性別変更をして、職場での性別変更を求めた場合は大きな混乱《こんらん》が生じるでしょう。実際にはこういったケースは私は知りませんが、今後まったくないとは限りません。やはり、同じ職場の中で性別変更をする場合には、あらかじめ職場の十分な理解を得るように努めておくべきかと思います。

二つ目は、戸籍変更をしたあとに、新しい職場に勤務する場合です。

この場合は、その新しい職場に以前の性別のこと、性同一性障害のことを話すべきかどうかという問題が生じます。就職にあたって、戸籍変更の事実を職場に告知する義務などはありませんから、話すべきかどうかは、基本的には、個人個人の考え方次第だと思います。

何も話さないで、就職した場合、無用《むよう》な偏見《へんけん》や差別をうける恐れがない、というメリットがあります。しかし、たとえば、ＦＴＭで女子高を出ている場合など、履歴書を正直に書くと、矛盾《むじゅん》が生じて困る、ということもあります。また、さまざまな場面で「ばれるのでは」と、秘密を保持し続けることへの不安を持つという恐れもあります。

いっぽうで、事情を話して就職した場合には、秘密保持への不安はありません。ありのままの自分を堂々と見せていけます。しかし、「性同一性障害者」「以前は男だった」「以前は女だった」と見られることもありうるでしょうから、そういった見られ方を苦痛に感じるかもしれません。

以上考えますと、個人個人で判断すべき問題だとは思いますが、少なくとも、一部の上司や人事課《じんじか》等には事情を話し、周りの人に話すかどうかは状況しだい、というあたりが妥当《だとう》な気もします。

（針間克己）

Q24 過去の性別をカミングアウトせざるをえないことはありますか？

せっかく、体も望む性になり、戸籍も性別変更し、新しい性での生活をスタートさせても、過去の性別をカミングアウトしなければいけないことがありますか？

医療機関の利用

性別変更後、カミングアウトせざるえない場面として考えられるものの一つは、医療機関の受診《じゅしん》でしょう。Q22でふれているように医療機関で的確《てきかく》な診断と治療を求めるのであれば、当然、既往歴《きおうれき》や投薬《とうやく》の有無《うむ》などを申告《しんこく》する必要が生じます。性同一性障害の「治療」に伴うホルモン投与には医療上の禁忌事項《きんきじこう》も存在します。このため特に他の投薬との兼《か》ね合いについては慎重《しんちょう》に検討されなければなりません。

乳房摘出術《にゅうぼうてきしゅつじゅつ》や性別適合手術の結果、体表上に残された傷についても診察した医師からその説明を求められる可能性は大いにあります。加えて、性別適合手術にともない尿路《にょうろ》が変更されているケースでは、医療者に説明できる知識を手術を受けた当人が身につけておく必要がありそうです。手術後、全身麻酔《ぜんしんますい》で何らかの手術を受ける際、必要な情報が伝えられなければ、尿道に管を通す、尿道カテーテルの処置などにトラブルが生じる可能性もあるからです。医療従事者には、業務上の守秘義務がありますので、自分の体を健康に保つ上で必要な情報はきちんと伝達することが大切だと思います。

各種保険の加入

このほか、生命保険、医療保険などに加入する際、事前のカミングアウトが必要になるケースが多いと考えられます。すでにホルモン療法や外科手術を受けている場合、そして今後、類似《るいじ》した「治療」を始める可能性がある場合、その事情をきちんと告知しておく必要がありそうです。

現状で、保険会社の対応はまちまちで、残念ながら、告知により保険への加入を断られるケースもあるようです。しかし保険への加入に際し、事前の告知義務《こくちぎむ》を怠《おこた》ったと判断されれば、せっかく加入した保険であっても、肝心《かんじん》な保障が得られない可能性があります。各種保険への新規加入《しんきかにゅう》に際しては、事情を説明したうえで保険適用の可否について確認しておく必要があるでしょう。

結婚（婚姻）

婚姻届は通常、婚姻する二人それぞれの住所地、あるいは本籍地の役所に届け出ます。また婚姻後、二人があらたに本籍を構える先の役所に婚姻届を出すことも可能です。しかし、その際には、二人の戸籍謄本《こせきとうほん》または全部事項証明書《ぜんぶじこうしょうめいしょ》の提出が新たに必要となります。

変更前の性で既に加入している保険は、性別変更後、どうなりますか？

特例法第四条の二には、「法律に別段の定めがある場合を除き、性別の取扱いの変更の審判前に生じた身分関係及び権利義務に影響を及ぼすものではない」との記述があります。つまり被保険者の戸籍上の性別が変更された後も、すでに加入している被保険者の登録上の性別は変わらず、掛け金や受け取れる金額といった権利関係にも変更が生じないというのが基本です。

一方、性別変更した人の戸籍謄本の身分事項欄には、もれなく「平成〇年〇月〇日「平成十五年法律〇〇号××条による裁判発効同月〇日嘱託（以下省略）」という記載が残ります。その記載は転籍などを繰り返しても消すことができないとされています。

このため、結婚後、配偶者が戸籍謄本《こせきとうほん》（全部事項証明）を取得すれば、同じ戸籍内にある相手方の記載内容も目にすることになります。

そこに書かれている「平成十五年法律〇〇号××条」の意味を配偶者が調べれば性別変更の事実はすぐにも明らかになるでしょう。

加えて配偶者は相手方の戸籍謄本（全部事項証明書）や戸籍抄本《しょうほん》（個人事項証明書）を本人の承諾《しょうだく》なしに取得することが可能です。これは現況の戸籍はもちろん、過去の戸籍も例外ではありません。配偶者が相手の過去の戸籍をもし取り寄せれば、性別変更前の記述すら目にできてしまうのが現行の制度です。

このほか、子どもがなかなかできないことから、周囲に医学的検査を迫《せま》られたり、個人史の齟齬《そご》に気づかれたり、過去の人間関係から事実が明らかになる可能性もゼロとはいえません。

話す／話さないは、もとより個々人の判断となりますが、これらリスクがあることも加味《かみ》した上で、慎重《しんちょう》な判断が必要です。婚姻後の現実生活を考えると、カミングアウトせざるをえない事例が少なくないといえそうです。

（上川あや）

Q25 戸籍の性別変更をして、全ては終わったのでしょうか？

体の治療をして、戸籍の性別を変更して、新たな生活がおくれるようになれば、何も不自由なくバラ色の人生をおくれるのでしょうか？

たとえ、戸籍を変更したとしても、それがバラ色の人生を保障《ほしょう》することに繋《つな》がるとは限りません。戸籍の性別変更の要件には、基本的に性別適合手術が必要ですが、手術で、身体の違和感《いわかん》が解消されるかどうかも人それぞれです。また、戸籍の性別が変わったからといって、全ての人が戸籍上の性別で扱ってくれるとも限りません。

人は通常その性別を証明するために、戸籍を持ち歩き提示することも、外性器《がいせいき》の形状を説明することもありません。本人が自分らしい性を自己決定《じこけってい》できる範囲がある一方で、他者は本人の意向にかかわり無く、外見や声、しぐさや服装、話題などの印象で即座《そくざ》に相手の性別を判断しています。社会生活を望みの性で送る上で、戸籍や性別適合手術の果たす役割は重要かもしれませんが、それらが決して万能《ばんのう》ではないこともまた事実なのです。

人は誰もが社会制度や社会一般の認識に縛られる存在です。特例法の成立によって、一定の条件のもと、戸籍の性別変更に道は開かれましたが、社会の偏見《へんけん》や差別が変わらなければ、「本当の自分」を語ることさえ難しいのが実際で、性同一性障害を持つ人にとって過ごしにくい社会である根本《こんぽん》はなかなか変わりません。

また、性別適合手術は一度手術を終えれば終わり、とも言い切れないものです。MTFにとっての膣《ちつ》の維持《いじ》、FTMにとってのペニス形成《けいせい》と尿道《にょうどう》の維持は、長期にわたるケアをもってはじめて可能になるものです。一旦、成功したように見えた手術でも、数年を経て、おもわぬ後遺症《こういしょう》がでてくる可能性もゼロではありません。

また、特例法の要件では、生殖能力を永久に欠く状態にあることが求められています。遺伝的な子を持ちたいと願ってもかなわない現実があります。幸せかどうかを決める価値観は人それぞれで、本人がどう感じるかがもっとも大切だと考えますが、心に一致した身体をもち、自分らしい社会的な性を生きることは、非当事者の多くが自ずと手に入れている境遇を取り戻すことに過ぎません。そして非当事者の全てが、バラ色の人生を生きているわけでもないことは、自明《じめい》のことだろうと思います。

（上川あや）

プロブレムQ&A

IV

戸籍の性別変更をしていない人

Q26 戸籍の性別変更をしていない性同一性障害の人はどのくらいでしょうか？

性同一性障害であっても戸籍の性別変更をしていない人はどのくらいいるのでしょうか？　実際に身近にいないので、どのくらいいるのかを教えてください。

戸籍変更をした人は二〇一一年末までに二八四七名です。では、戸籍変更をしていない性同一性障害の人はどのくらいいるでしょうか？

結論から言うと、わかりません。日本に性同一性障害の人がどれくらいいるかわからず、調査の方法もないのが現実だからです。

他の疾患であれば、何らかの検査をして、診断可能な場合もあります。あるいは、アンケート形式でもある程度は診断できるかもしれません。しかし、性同一性障害においては、特定の検査で診断できるものではありませんし、「あなたは性同一性障害ですか?」と聞いて、すぐにわかるといったものでもないからです。

ただ、かいもく見当がつかないかというとそうでもありません。私のクリニックや、他のいくつかの医療機関の統計を見ると、性同一性障害受診者のおよそ二割の人が、性別の戸籍変更をしているようです。そうすると、そこから逆算すると、二八四七人÷二割で、約一万五〇〇〇人ほどの性同一性障害の人が医療機関を受診したと言えそうです。
ただ実際には、性別違和感《せいべついわかん》を抱えながら医療機関を受診しない人、自己判断で個人輸入等でホルモン療法を行っている人、主要医療機関以外の医療機関を受診している人、なども多くいます。ただその実数の把握《はあく》は困難です。
いずれにせよ、性同一性障害の人の中で戸籍の性別変更をする人は、ごく一部で、残りの多くの人は、戸籍変更は行っていないということは確かです。

（針間克己）

性同一性障害の人と戸籍変更した人の割合

戸籍変更
した人
2847 人
性同一性障害と
診断された人で
戸籍変更をしていない人
1 万 2000 人（推定）
医療機関にまだ行ってない人

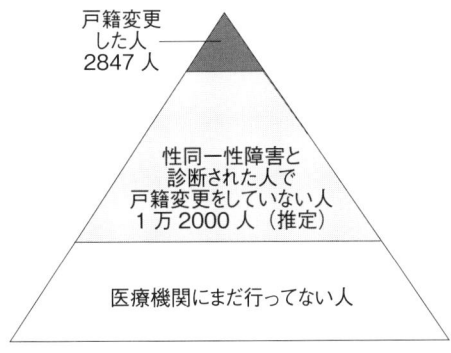

Q27 戸籍の性別変更をしていない人はどういう人なのでしょうか？

性同一性障害と診断を受けていても、戸籍などの性別を変更していない人が多いと聞きました。なぜ性別の変更をしていないのでしょうか？

Q26でも記しましたが、性同一性障害者で主たる医療機関を受診した人は二〇一一年までに約一万五〇〇〇人いると推定されますが、戸籍変更をした人は二〇一一年末までに二八四七名です。では、残りの約一万二〇〇〇名はどういった人たちなのでしょうか？

性同一性障害者で戸籍変更をしてない人は次の三通りが考えられます。

戸籍変更の要件を満たしているが、変更する意志がないもの。

戸籍変更の要件を満たしているが、変更できることを知らないもの。

戸籍変更の要件を満たさないもの。

「戸籍変更の要件を満たしているが、変更する意志がないもの」は、たとえば、戸籍制度に反対などの思想的《しそうてき》理由が考えられます。あるいは性指向《せいしこう》が同性愛で、将来的に結婚を望むため（たとえば、ＭＴＦで女性と結婚したい場合）などが可能性としては考えられます。しかしながら、実際には、私はそういった理由で戸籍変更をしていない人を知りません。

「戸籍変更の要件を満たしているが、変更できることを知らないもの」はある程度の数の人がいるようです。今でも時々「つい最近まで性別の変更ができる法律ができたとは知らなかった」といって受診される方がいます。過去に手術を行い、ニュース報道に接することの少ない状況で生活している場合が多いようです。また「そういう法律があるのは知っていたが、自分には当てはまらない」と誤解《ごかい》している人もいたようです。たとえば、水商売《みずしょうばい》などの特定の職業に就いている場合や、海外で手術を受けた場合などは、法律の適用外だと誤解しているのです。しかし、こういったケースは特例法施行直後には多くいましたが、その後、モロッコで手術した芸能人のカルーセル麻紀さんの性別変更が大きくマスコミ報道されるなどして、法律への理解も広がったようです。

実際には、性同一性障害者で戸籍変更していない人は「戸籍変更の要件を満たさないもの」が大多数です。

戸籍変更の要件はいくつかありますが、性別適合手術をしておらず、「四　生殖腺がないこと又は生殖腺の機能を永続的に欠く状態にあること」という要件と「五　その身体について他の性別に係る身体の性器に係る部分に近似する外観を備えていること」の要件を満たさない場合がほとんどです。

世間一般的なイメージとしては「性同一性障害者＝性転換手術（性別適合手術）」

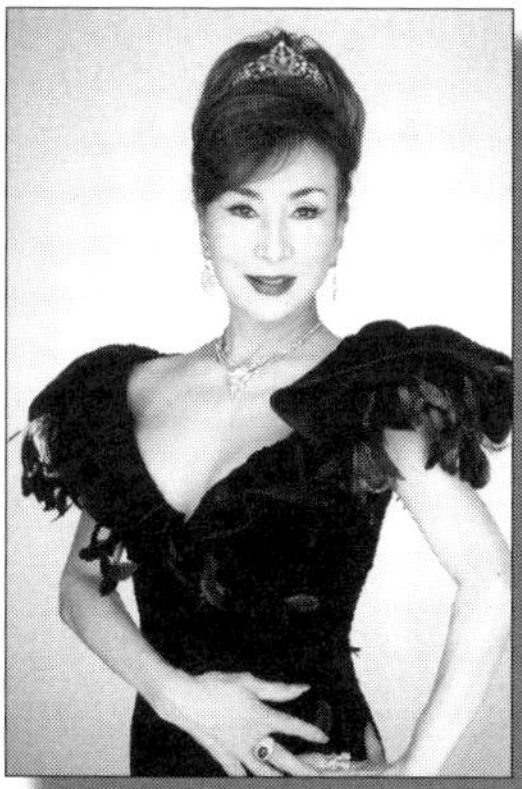

戸籍の性別変更をしたカルーセル麻紀さん

といったイメージがありますが、必ずしも手術までおこなう人は多くはありません。精神療法の段階や、ホルモン療法の段階にとどまっている人のほうが多いのが現実です。手術までは望んでいなかったり、必要性を強く感じていなかったり、あるいは家族や職場のことを考え手術を思いとどまっている場合、あるいは高額《こうがく》な手術費用を払えない場合、身体的問題から手術に適応できない場合、手術に不安や恐れがある場合などです。

また未成年者で要件を満たさない、という場合もありますが、現実には未成年で性別適合手術まで終えているのは極めてまれだと思われます。

また結婚しているために要件を満たさないという場合もあります。結婚している人で、性別適合手術までおこなっている方もきわめて少ないのですが、実際に少なくとも何人かはいるようです。

手術を終え、離婚もしているが、未成年の子どもがいるために要件を満たさない、という人たちはある程度いるようです。特例法が改訂される前は、子どもがいると要件を満たしませんでしたが、改訂後は子どもが成年に達すると、性別変更ができますので、こういった人たちは、子どもの成人を待って、変更をするようです。

以上のような人たちが、性同一性障害者であっても、戸籍変更をしていない人達だと思います。

（針間克己）

特例法の、性別変更の要件（→Q８）を満たしているかどうかと、戸籍などの性別変更を必要としているかどうかということは、全く別の問題です。

当事者が、戸籍などの性別変更を望むのは、社会生活上の実態と、戸籍や住民票、さらにはパスポートや健康保険証などの性別が食い違うことによってさまざまな不利益があるためです。これらの書類を、社会生活の実態に合わせてほしいというのが、多くの当事者の願いでしょう。しかし、特例法の性別変更の要件は、その人の社会的な生活そのものではなく、法的な婚姻関係の有無や子どもの年齢、生殖機能の有無、外性器の形状などによって定められています。

このため、戸籍などの変更を必要とする当事者と、戸籍などの変更が可能な当事者は、必ずしも一致しないということになります。法律はどこかに線を引かざるを得ないので、この二つを完全に一致させることは難しいかもしれません。それぞれの要件の良し悪しはともかくとしても、「性別変更を必要としていながら、それが認められない人」が存在するということは認識しておく必要があります。そして、戸籍の変更が認められない人が、そのことによって社会的に不利益を被《こうむ》ることのないような配慮《はいりょ》が求められます（→Q33）。

（野宮亜紀）

Q28 診断書を書いてもらえない場合はどうなるのですか？

医師に診断書を依頼しても書いてくれない場合はどうすればよいのでしょうか？ いくつか具体的な方法を教えてください。

診断書を書いてもらえない場合への対応は、書いてもらえない理由により異なるでしょう。書いてもらえない理由をいくつか以下にあげてみます。

その精神科医が診断書を書いたことがなく、書き方がわからない場合

まず考えられるのがこの理由です。書いたことのない精神科医にとっては、診断書作成は重荷《おもに》であるし、適切に作成する自信もないかもしれません。この場合、やはり作成経験のある精神科医に頼むのが妥当《だとう》な対策だとは思います。しかし、地方在住等の理由で、近くに適切な精神科医がいない場合もあるでしょう。その場合、たとえば、http://www.mhlw.go.jp/general/seido/syakai/sei32/index.html といったところを見れば、厚生労働省による、診断書作成記載例（→資料②）を見ることができますので、それを医師に教えて、参考にしてもらって、何とか作成をお願いするという方法がよいでしょう。

これまで通院した人しか作成しない方針の場合

精神科医によっては、性別適合手術の前から定期的に通院した人にしか作成しない、という方針の人もいるかもしれません。しかし、この場合でもすぐには作成しないということでしょうから、しっかり診断してもらえるまで、根気強《こんきづよ》く通院するという方法しかないでしょう。

性同一性障害ではないと診断している場合

性別適合手術まで終えている人の場合、まずほとんどの場合は、性同一性障害という診断は間違いなくできると思います。しかし時には、統合失調症《とうごうしっちょうしょう》など、その他の精神疾患によって、性別違和や性転換願望《せいてんかんがんぼう》を持ち、手術を自己判断でしてしまう場合もあります。この場合は精神科医の立場としては、さすがに「性同一性障害」と診断し、「戸籍変更の診断書を作成するのは困難になります。まずは、その疾患を先に治療し、その後に対応策を主治医と相談するべきでしょう。

以上いくつか例をあげましたが、本当のことを言えば、診断書を書いてもらえるかどうかも分からない状態で、手術を受けるのは、無謀《むぼう》で非計画的《ひけいかくてき》な話です。手術の前にはやはり必ず精神科に通院し、手術後の戸籍変更手続きのめども立った上で、手術を受けるべきでしょう。

（針間克己）

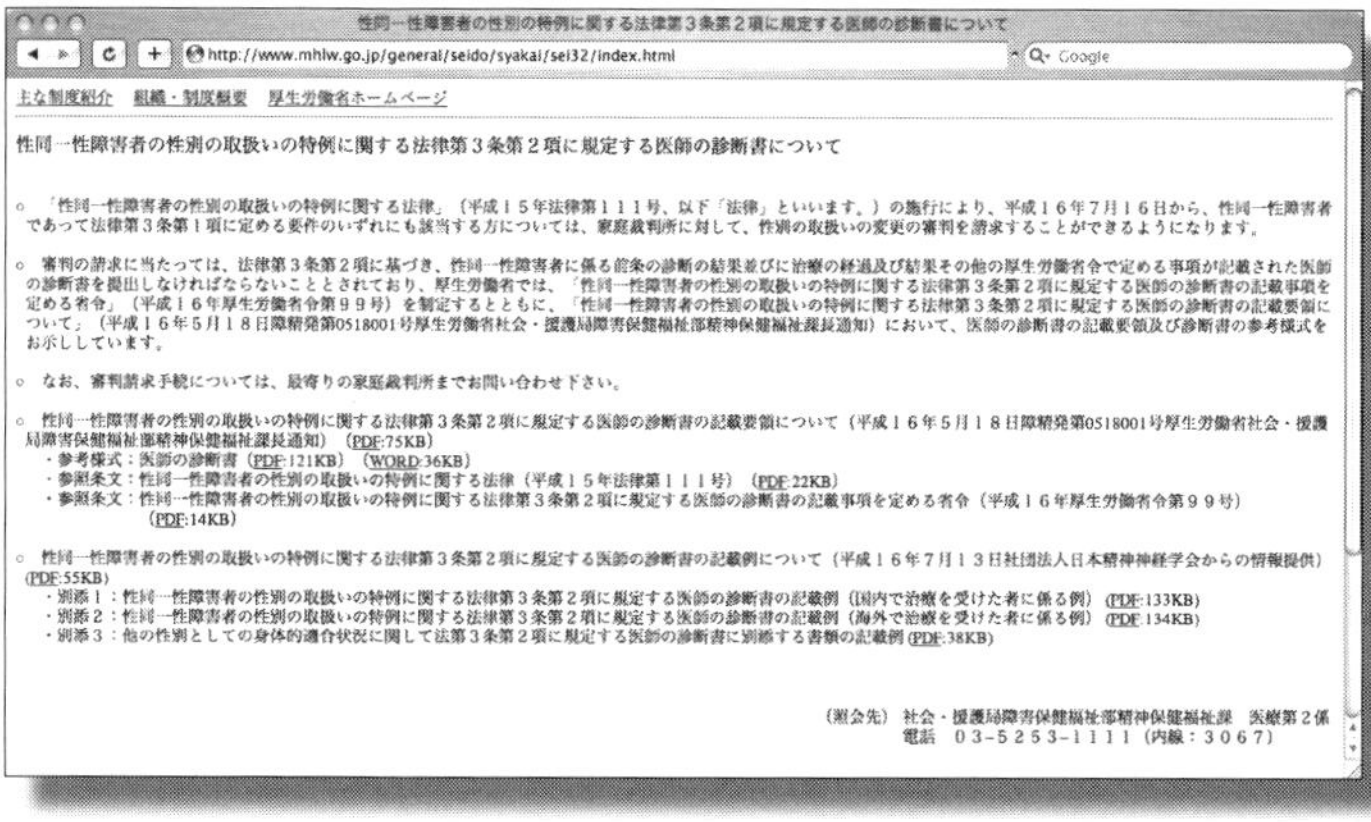

性同一性障害者の性別の特例に関する法律第３条第２項に規定する医師の診断書について

http://www.mhlw.go.jp/general/seido/syakai/sei32/index.html

主な制度紹介　組織・制度概要　厚生労働省ホームページ

性同一性障害者の性別の取扱いの特例に関する法律第３条第２項に規定する医師の診断書について

○ 「性同一性障害者の性別の取扱いの特例に関する法律」（平成１５年法律第１１１号、以下「法律」といいます。）の施行により、平成１６年７月１６日から、性同一性障害者であって法律第３条第１項に定める要件のいずれにも該当する方については、家庭裁判所に対して、性別の取扱いの変更の審判を請求することができるようになります。

○ 審判の請求に当たっては、法律第３条第２項に基づき、性同一性障害者に係る前条の診断の結果並びに治療の経過及び結果その他の厚生労働省令で定める事項が記載された医師の診断書を提出しなければならないこととされており、厚生労働省では、「性同一性障害者の性別の取扱いの特例に関する法律第３条第２項に規定する医師の診断書の記載事項を定める省令」（平成１６年厚生労働省令第９９号）を制定するとともに、「性同一性障害者の性別の取扱いの特例に関する法律第３条第２項に規定する医師の診断書の記載要領について」（平成１６年５月１８日障精発第0518001号厚生労働省社会・援護局障害保健福祉部精神保健福祉課長通知）において、医師の診断書の記載要領及び診断書の参考様式をお示ししています。

○ なお、審判請求手続については、最寄りの家庭裁判所までお問い合わせ下さい。

○ 性同一性障害者の性別の取扱いの特例に関する法律第３条第２項に規定する医師の診断書の記載要領について（平成１６年５月１８日障精発第0518001号厚生労働省社会・援護局障害保健福祉部精神保健福祉課長通知）（PDF:75KB）
・参考様式：医師の診断書（PDF:121KB）（WORD:36KB）
・参照条文：性同一性障害者の性別の取扱いの特例に関する法律（平成１５年法律第１１１号）（PDF:22KB）
・参照条文：性同一性障害者の性別の取扱いの特例に関する法律第３条第２項に規定する医師の診断書の記載事項を定める省令（平成１６年厚生労働省令第９９号）（PDF:14KB）

○ 性同一性障害者の性別の取扱いの特例に関する法律第３条第２項に規定する医師の診断書の記載例について（平成１６年７月１３日社団法人日本精神神経学会からの情報提供）（PDF:55KB）
・別添１：性同一性障害者の性別の取扱いの特例に関する法律第３条第２項に規定する医師の診断書の記載例（国内で治療を受けた者に係る例）（PDF:133KB）
・別添２：性同一性障害者の性別の取扱いの特例に関する法律第３条第２項に規定する医師の診断書の記載例（海外で治療を受けた者に係る例）（PDF:134KB）
・別添３：他の性別としての身体的適合状況に関して法第３条第２項に規定する医師の診断書に別添する書類の記載例（PDF:38KB）

（照会先）社会・援護局障害保健福祉部精神保健福祉課　医療第２係
電話　０３-５２５３-１１１１（内線：３０６７）

厚生労働省の診断書作成についてのサイト

Q29 子どもがいる場合はどうなるのですか?

子どもがいる場合は、戸籍の性別変更をすることはできないと聞きました。どうして、子どもがいると、駄目なのでしょうか? 詳しく教えてください。

1 裁判所の考え方

まず、特例法施行後の東京高裁平成十七年五月十七日決定（『家庭裁判月報』五七巻一〇号九九頁）を紹介しましょう。申立人Aさんには、離婚した元の配偶者との間に二人の子がいました。Aさんは、特例法に基づいて、性別の取扱いを男から女に変更する審判を求めました。しかし、原審の埼玉家裁熊谷支部は、Aさんには二人の子がいるので、特例法三条一項三号の要件を欠くとして、性別の取扱いの変更の申立てを却下《きゃくか》しました。そのため、Aさんが東京高裁に即時抗告《そくじこうこく》していたのです。

東京高裁は、特例法三条一項三号は憲法に違反しておらず、子を持つ性同一性障害者に対して性別の取扱いの変更を認めなかった原審判を支持して、即時抗告を棄却《ききゃく》しました。その理由は次のとおりです。「親子関係などの家族秩序《かぞくちつじょ》に混乱を生じさせたり、子の福祉に影響を及ぼすことがないようにする必要があることから同［特例法三条一］項三号を、……要件として定めたものと解される。そうすると、……十分な合理的根拠があるものというべきであって、……これを満たさない性同一性障害者の利益が制約されるとしても、そのような規制が立法府の裁量権《さいりょうけん》を逸脱《いつだつ》し、著しく不合理《ふごうり》であることが明白《めいはく》であるといえず、憲法一三条に違反するものでない。そして、……これを満たす性同一性障害者とこれを満たさない性同一性障害者との間に区別が生じることになるとしても、憲法一四条一項に違反するものでない」。

2　筆者による特例法施行後の判例批判

筆者は、右に紹介した東京高裁決定を批判する見解をおよそ次のように発表しました（大島俊之「性同一性障害者性別特例法の無子要件を合憲とした事例」『民商法雑誌』一三四巻三号五〇一頁（二〇〇六年））。

この決定は、特例法三条一項三号は合理的であるといいますが、筆者の見解によれば、この規定に合理性はないと思われます。子の親が性同一性障害であるという現実が「親子関係などの家族秩序に混乱を生じさせたり、子の福祉に影響を及ぼす」というのであれば、ある程度は理解することができます。しかし、特例法に「現に子がいないこと」という要件（略して「子なし要件」とも呼ばれる）を設けても、子の福祉・子の利益にはまったく貢献《こうけん》しない反面、子を持つ性同一性障害の当事者を出口のない袋小路《ふくろこうじ》に追い詰めることになるのです。「現に子がいないこと」という要件を置いたことは、著しく不合理であることが明白であり、幸福追求権《こうふくついきゅうけん》を規定

憲法一三条

すべて国民は、個人として尊重される。生命、自由及び幸福追求に対する国民の権利については、公共の福祉に反しない限り、立法その他の国政の上で、最大の尊重を必要とする。

憲法一四条一項

すべて国民は、法の下に平等であって、人種、信条、性別、社会的身分又は門地により、政治的、経済的又は社会的関係において、差別されない。

民法七八四条

認知は出生の時にさかのぼってその効力を生じる。（後略）

した憲法一三条に違反していると考えられます。

性同一性障害の当事者が、配偶者との間に子を設けず、その後離婚して現在一人で暮らしているという状況を考えてみましょう。この場合、当事者の性別の取扱いの変更は認められます。これに対して、性同一性障害の当事者が、配偶者との間に子を設けた後に離婚し、子の親権を持たず、子とは同居しておらず、一人で暮らしているという状況を考えてみましょう。この場合には、「現に子がいないこと」という要件を満たしていないために、性別の取扱いの変更は認められません。これら両当事者に対する処遇のあまりの格差《かくさ》は、法の下の平等を規定した憲法一四条一項に違反していると考えます。

3 特例法に「現に子がいないこと」という要件が加えられた理由

現在の特例法では、大島三要件以外に、「現に子がいないこと」（特例法三条一項三号）という要件が加わっています。自民党議員の勉強会において、法務省当局がこの「現に子がいないこと」という要件を置くべき旨を主張しました。そして、その理由として、「子の福祉」、「子の利益」ということを挙げました。「子の利益のために、お父さんの性別は男性のままにしておくべきである」というのです。

筆者は、直ちに立ち上がり反論しました。「その子のお父さんは、手術を受け、女性としての生活をしているのです。戸籍上の性別が女性に変わることによって、生活実態に合致《がっち》して、お父さんが少しでも幸せになることこそ、子の利益、子の福祉に適うのではないでしょうか。ドイツの判例を読むと、父母の離婚後に、子である少女が、自分の意思で親権者《しんけんしゃ》である母の家を出て、徒歩で現在では女性となっている父の家に行き、その父と一緒に幸せな生活を送っている例があります。アメリカの判例には、四人の子どもが現在では男性となっている母と一緒に幸福な生活を送っている例があります。法務省の方がおっしゃるように、仮に、子を持つ当事者の戸籍変更を認めないこととしても、そのお父さんは、男性としての生活に戻ることはできません。子の利益を理由とする法務省のご主張は、説得的ではありません」。

しかし、結局は、「現に子がいないこと」という要件が法案に入ってしまったのです。

4 「現に子がいないこと」という要件批判

子を持つ親であっても、性同一性障害の人はいます。また、医学界は、子を持つ当事者にも性別適合手術（＝性転換手術）を施しています。したがって、現実には、女性の身体を持ち、女性として生活しているお父さんがいるのです。特例法に「現に子がいないこと」という要件を規定したからといって、このような事態を回避《かいひ》できるわけではありません。この現実を認め、性別表記の変更を認める他はないのです。

また、法理論的にも、「現に子がいないこと」という要件には重大な難点があります。次のような事例を考えてみましょう。①独身のAが、未婚の女性Bに子Cを産ませたが、認知《にんち》はしていませんでした。②Aは、性同一性障害という診断を受け、性別適合手術を受け、戸籍上の性別を男性から女性に変更しました（この時点では、Cを認知していないAには、法的には子がいないことになります）。③その後、AがCを認知しました。

認知には遡及効《そきゅうこう》がありますので（民法七八四条前段）、③の時点で行った認知は、①の時点まで遡ってその効力を持つことになります。したがって、Aは②の時点で子がいたことになります。そうすると、Aは「現に子がいないこと」という要件を満たしていなかったことになります。この場合には、戸籍上の性別表記の変更は有効なのでしょうか、それとも無効なのでしょうか。この問題について、特例法は何も規定していません。この点からしても、「現に子がいないこと」という要件を置いたことは、立法の過誤《かご》であると思います。

5 「現に子がいないこと」という要件の削除を

特例法の附則二項は「性別の取扱いの変更の審判を請求することができる性同一性障害者の範囲その他性別の取扱いの変更の審判の制度については、この法律の施行後三年を目途として、この法律の施行の状況、性同一性障害者等を取り巻く社会的環境の変化等を勘案して検討が加えられ、必要があると認めるときは、その結果に基づいて所要の措置《そち》が講《こう》ぜられるものとする」と規定しています。立法に至る過程で「現に子がいないこと」という要件に対する批判が強かったため、その削除を想定して、このような規定が置かれたのです。この附則の規定にもとづいて、特例法について見直し、一刻も早く「現に子がいないこと」という要件を削除すべきものと考えます。

そこで、筆者は、様々な機会に、「現に子がいないこと」という要件の不当性を主張してきました。いくつかの例を挙げれば、『朝日新聞』二〇〇四年九月二日朝刊「性同一性障害／救済道半ば／施行から一カ月半／専門家に聞く」、NHK教育テレビ二〇〇四年九月七日福祉ネットワーク「性同一性障害／戸籍の性を変えたい」、『朝日新聞』二〇〇五年六月十日朝刊（大阪本社版）「厳しい要件／募る不満」、『読売新聞』二〇〇五年六月十五日朝刊（西部本社版）「特例法に憤り／性別変更阻む子無し要件」、『北海道新聞』二〇〇五年十一月二十日朝刊「特例法の性別変更／重

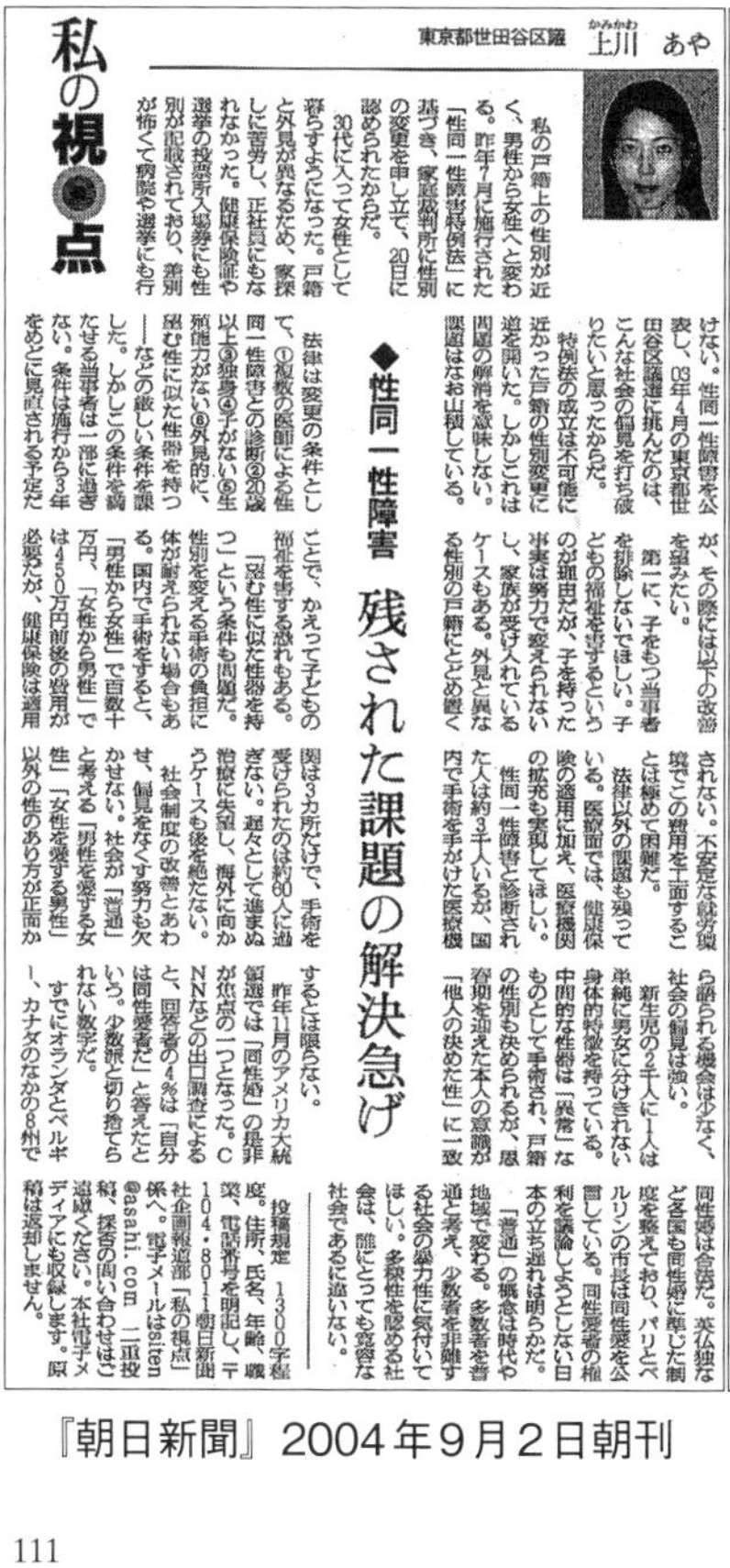

私の視点

東京都世田谷区議　上川《かみかわ》　あや

◆性同一性障害　残された課題の解決急げ

私の戸籍上の性別が近く、男性から女性へと変わる。昨年7月に施行された「性同一性障害特例法」に基づき、家庭裁判所に性別の変更を申し立て、20日に認められたからだ。

30代に入って女性として暮らすようになった。戸籍と外見が異なるため、家探しに苦労し、正社員にもなれなかった。健康保険証や選挙の投票所入場券にも性別が記載されており、差別が怖くて病院や選挙にも行けない。性同一性障害を公表し、03年4月の東京都世田谷区議選に挑んだのは、こんな社会の偏見を打ち破りたいと思ったからだ。

特例法の成立は不可能に近かった戸籍の性別変更に道を開いた。しかしこれは問題の解消を意味しない。課題はなお山積している。

法律は変更の条件として、①複数の医師による性同一性障害との診断②20歳以上③独身④子がない⑤生殖能力がない⑥外見的に、望む性に似た性器を持つ——などの厳しい条件を課した。しかしこの条件を満たせる当事者は一部に過ぎない。条件は施行から3年をめどに見直される予定だが、その際には以下の改善を望みたい。

第一に、子をもつ当事者を排除しないでほしい。子どもの福祉を害するというのが理由だが、子を持った事実は努力で変えられないし、家族が受け入れているケースもある。外見と異なる性別の戸籍にとどめ置くことで、かえって子どもの福祉を害する恐れもある。

「望む性に似た性器を持つ」という条件も問題だ。性別を変える手術の負担に体が耐えられない場合もある。国内で手術をすると、「男性から女性」で百数十万円、「女性から男性」では450万円前後の費用が必要だが、健康保険は適用されない。不安定な就労環境でこの費用を工面することは極めて困難だ。

法律以外の課題も残っている。医療面では、健康保険の適用に加え、医療機関の拡充も実現してほしい。

性同一性障害と診断された人は約3千人いるが、国内で手術を手がけた医療機関は3カ所だけで、手術を受けられたのは約60人に過ぎない。遅々として進まぬ治療に失望し、海外に向かうケースも後を絶たない。

社会制度の改善とあわせ、偏見をなくす努力も欠かせない。社会が「普通」と考える「男性を愛する女性」「女性を愛する男性」以外の性のあり方が正面から語られる機会は少なく、社会の偏見は強い。

新生児の2千人に1人は単純に男女に分けきれない身体的特徴を持っている。中間的な性器は「異常」なものとして手術され、戸籍の性別も決められるが、思春期を迎えた本人の意識が「他人の決めた性」に一致するとは限らない。

昨年11月のアメリカ大統領選では「同性婚」の是非が焦点の一つとなった。CNNなどの出口調査によると、回答者の4%は「自分は同性愛者だ」と答えたという。少数派と切り捨てられない数字だ。

すでにオランダとベルギー、カナダのなかの8州で同性婚は合法だ。英仏独など各国も同性婚に準じた制度を整えており、パリとベルリンの市長は同性愛を公言している。同性愛者の権利を議論しようとしない日本の立ち遅れは明らかだ。

「普通」の概念は時代や地域で変わる。多数者を普通と考え、少数者を非難する社会の暴力性に気付いてほしい。多様性を認める社会は、誰にとっても寛容な社会であるに違いない。

投稿規定　1300字程度。住所、氏名、年齢、職業、電話番号を明記し、〒104・8011朝日新聞社企画報道部「私の視点」係へ。電子メールはsiten@asahi.com　二重投稿、採否の問い合わせはご遠慮ください。本社電子メディアにも収録します。原稿は返却しません。

『朝日新聞』2004年9月2日朝刊

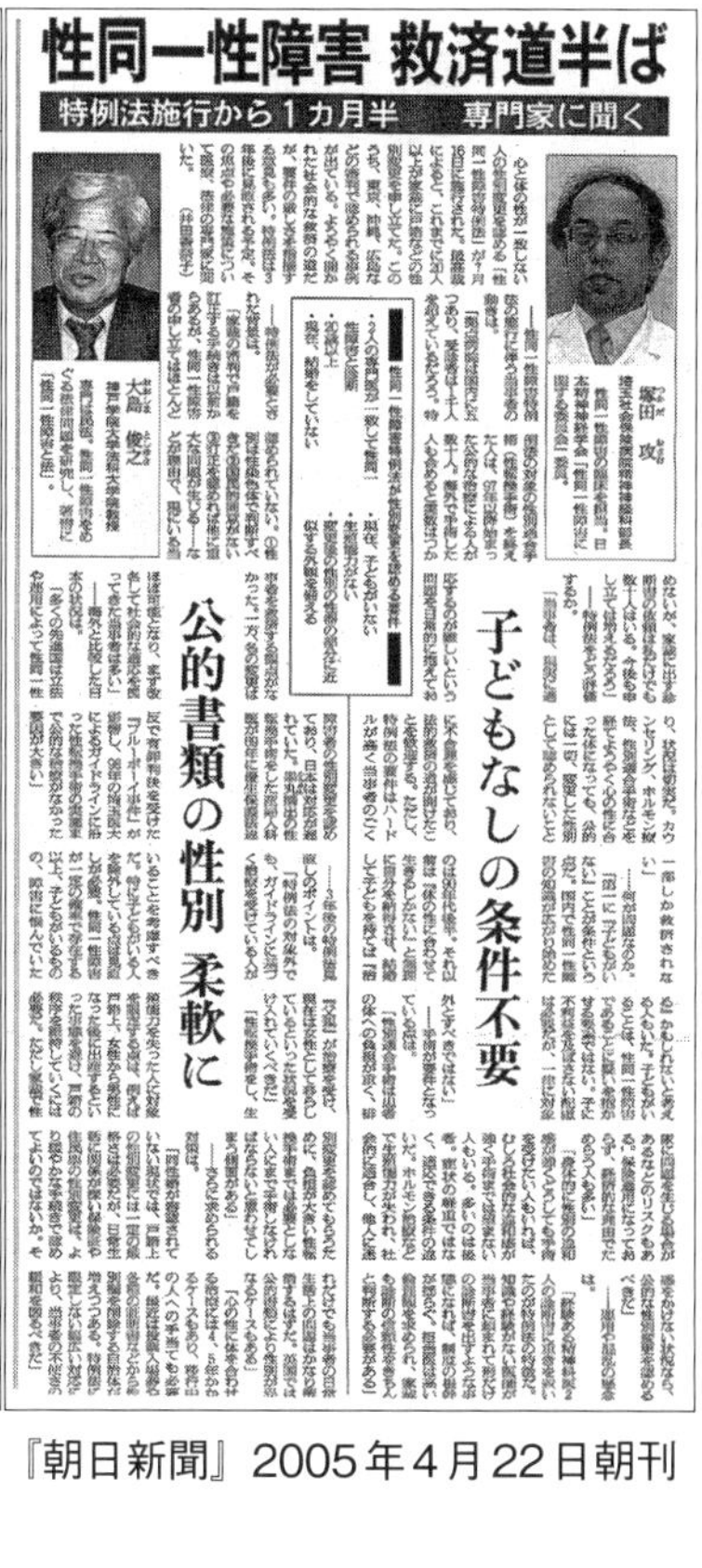

性同一性障害　救済道半ば

特例法施行から1カ月半　専門家に聞く

塚田　攻
埼玉社会保険病院精神神経科部長　性同一性障害の臨床を担当。日本精神神経学会「性同一性障害に関する委員会」委員。

大島　俊之
神戸学院大学法科大学院教授　専門は民法。性同一性障害をめぐる法律問題を研究し、著書に「性同一性障害と法」。

性同一性障害特例法が性別変更を認める要件
・2人の医師が一致して「性同一性障害」と診断
・20歳以上
・現在、結婚をしていない
・現在、子どもがいない
・生殖能力がない
・変更後の性別の性器の部分に近似する外観を備える

子どもなしの条件不要

公的書類の性別　柔軟に

『朝日新聞』2005年4月22日朝刊

い子なし要件」などです。

当事者のみなさんも、「現に子がいないこと」という要件の削除を求めています。いくつかの例を挙げれば、藤村梨沙さん（鳥取県）＝『朝日新聞』二〇〇四年九月十二日朝刊、上川あやさん（世田谷区議）＝『朝日新聞』二〇〇五年四月二十二日朝刊、水野淳子《あつこ》さん（岐阜県）＝『中日新聞』二〇〇五年十月二十日朝刊、森村さやかさん（大阪府）＝『産経新聞』二〇〇六年一月二十六日夕刊（大阪本社版）、虎井まさ衛さん（FTM日本代表）＝『朝日新聞』二〇〇〇七年七月十八日朝刊などがあります。

6 「現に子がいないこと」という要件削除に向けた一斉申立運動

かつての特例法制定に向けた一斉申立運動と同じように、「現に子がいないこと」という要件の削除に向けた一斉申立運動を当事者の皆さん方に働き掛けました。しかし、子どもはいるが、他の要件をすべて満たしている当事者を見つけ出すことが難しく、結局、二人だけの一斉申立ということになってしまいました。

二〇〇六年十一月十三日に、兵庫県の大迫真実さんと、奈良県の森村さやかさん（当時、子無し要件全連代表）が、それぞれ地元の家庭裁判所に、戸籍上の性別表記の申し立てをしました。大迫さんは、二〇〇五年十二月十五日に神戸家庭裁判所尼崎支部で申立却下の審判を受けました。そして、大阪高等裁判所に即時抗告をしましたが、二〇〇七年六月六日に大阪高裁は即時抗告を棄却しました。

子無し要件全連

GID特例法「現に子がいないこと」要件削除全国連絡会の略語。

http://sakujo.org/shushi.shtml

森村さんは、二〇〇七年三月三十日に奈良家庭裁判で申立却下の審判を受けました。そして、大阪高等裁判所に即時抗告をしましたが、二〇〇七年六月六日に大阪高裁は、即時抗告を棄却しました。

お二人とも、最高裁判所に特別抗告をしました。そして、最高裁判所は、二〇〇七年十月十九日に森村さんの件について、同月二十二日の日に、大迫さんの件について決定を下しました。いずれも、特別抗告を棄却するという内容でした。二つの決定文の核心的部分は同一で、次のとおりです。

「性同一性障害者につき性別の取扱いの変更の審判が認められるための要件として『現に子がいないこと』を求める性同一性障害者の性別の取扱いの特例に関する法律三条一項三号の規定は、現に子がある者について性別の取扱いの変更を認めた場合、家族秩序に混乱を生じさせ、この福祉の観点からも問題を生じかねない等の配慮に基づくものとして合理性を欠くものとはいえないから、国会の裁量権の範囲を逸脱するものということはできず、憲法十三条、十四条一項に違反するものとはいえない」。

特例法は二〇〇八年六月一八日に改正され、「現に子がいないこと」が「現に未成年の子がいないこと」とされました。改正法は二〇〇八年一二月一八日から施行されています。

未成年者であっても、女性は一六歳以上、男性は一八歳以上であれば、婚姻することができます（父母の同意が必要）。未成年者が婚姻した場合には、民法七五三条の規定によって、成年に達したものとみなされます。この制度を成年擬制といいます。この成年擬制の制度は、改正された特例法にも適用されると考えられています。したがって、性同一性障害者が未成年の子を持っていても、子が婚姻すれば、未成年の子がいないことになる。

東京家裁二〇〇九年三月三〇日審判は、次のような事例です。MTFが、一六歳になったばかりの娘を、四〇歳代の男性と婚姻させました。そして、二人は、婚姻届の提出後、数日で離婚しました（離婚した後も、成年擬制の効果は継続すると考えられています）。そして、MTFは、改正法が施行されるその日に、自己の性別表記の変更を求めました。しかし、この事件では、裁判所は、申立権の濫用であるとして、性別表記の変更を認めませんでした。

特例法の制定当時から、筆者は、「現に子がいないこと」という要件を設けるべきではないと主張していました。改正法の「現に未成年の子がいないこと」というのは、一歩前進ではあるのですが、右に紹介したような事例を誘発させてしまいました。諸外国の特別法にはないこの要件を削除することが望ましいと考えています。

（大島俊之）

特例法が制定された際の「現に子がいないこと」という要件は、立法に携《たずさ》わる立場で書かれた『性同一性障害者性別取扱特例法逐条解説』によると、家族秩序の混乱や子の福祉への影響を懸念する議論に配慮して設けられたと記されています。「議論に配慮して」という言葉を見る限り、直接に立法に携わった人々の意思ではなく、第三者の意見に配慮したように書かれています。その具体的な経緯は明らかではありませんが、ここでは「混乱」と「福祉」について考えてみましょう。

「母が男性となる」「父が女性となる」という事態が、子に混乱を与えるという理屈はわからなくもありません。しかし、当事者は、特例法の適用を受け、戸籍の記載が変わることを契機《けいき》に性別を移行するわけではありません。問題となるのは、すでに生活の実態は望む性別に変わっており、戸籍の記載だけが変わらずに残されている状態です。仮に混乱があるとしても、それはすでに起こった事実に基づくもので、生活の実態と法的な身分の矛盾《むじゅん》を維持し続けるようなこの要件は、子の精神的混乱を長引かせるだけのように思われます。

私はここで、当事者の親子関係が全てすばらしいものであると主張するつもりはありません。むしろ、その実態は多様であり、一律に議論できるものではないのです。親子関係に支障をきたすようなケースでは、行政や第三者のサポートも必要となるでしょう。しかし、子がないことを性別変更の要件としても、それらの不幸なケースが救われるわけではありません。特に子と同居する当事者は、生活実態と公的書類の不一致が解消されないことにより、経済的に厳しい生活を強いられ続ける可能性が高いと言えます。子を養っている当事者が他の当事者よりも不利な状況に置かれているという事実は、むしろ「子の福祉」の観点から望ましくありません。

特例法逐条解説

南野知恵子監修『【解説】性同一性障害者特例法』（二〇〇四年、日本加除出版）所収（→七九頁）

なお、『ジュリスト』（二〇〇三年九月十五日号、有斐閣）にも、参議院法制局の担当者による同様の解説が掲載されています。

その後、二〇〇八年の特例法改正によって、「現に子がいないこと」という要件は「現に未成年の子がいないこと」という形に緩和されました。未成年の子がいる当事者も、ほかの要件を全て満たしていれば、子が成人するまで待って性別変更を申し立てることができるようになりました。ただし、子が幼い場合、例えば五歳の子がいるようなケースでは、一五年という長い間、元の性別記載のままで過ごす必要があります。

このような、子が成人しているかどうかに基準を置く考え方も、やはり前述の「混乱」と「福祉」を重視したものと思われます。未成年の子の方が、親のあり方についてより強く社会的、心理的な影響を受けることは確かでしょう。しかし、法的な性別変更を認めないことで「混乱」がより少なく、「福祉」がより保たれるかと言えば、その点について疑問があることは前述のとおりです。

一方で、この改正によって、日本の法体系が「女性の父」「男性の母」の存在を容認したことの意義は大きいと思います。日本の戸籍制度については、保守的に過ぎるとの批判が多々ありますが、親族関係の記録と証明という意義を踏まえつつ、一定のコンセンサスを得て必要な修正を加えていくことは不可能でないことを示しているように思います。

（野宮亜紀）

Q30 二十歳未満の人はどうなるのですか？

二十歳未満だと性別変更はできないのでしょうか？　投票者の年齢が十八歳になったように、成人年齢が十八歳にかわると、性別変更も十八歳になりますか？

日本の現在のガイドラインでは、性別適合手術を受けられるのは二十歳以上ですし、日本の成人も二十歳以上であることから、特例法では二十歳以上という要件があります。

今後、日本でも成人年齢が十八歳に引き下げられる可能性もあります。そういった場合には、特例法の要件も、十八歳に引き下げられる、といった変更もありうるでしょう。

しかしながら現在の特例法では、二十歳以上が申し立てのための要件ですので、二十歳未満で他の条件をすでに満たしている場合には、二十歳になるのを待って、戸籍変更を申し立てることになります。

私の経験でも、十九歳で海外で性別適合手術を受け、二十歳の誕生日に、戸籍変更を申し立てたというケースもあります。

（針間克己）

Q31 結婚しているとどうなるのですか?

結婚していると、戸籍の性別変更はできないのでしょうか? 戸籍の性別変更をするためには、わざわざ離婚しなければならないということですか?

特例法三条一項二号は、「現に婚姻《こんいん》していないこと」という要件を規定しています。過去に結婚したことがあっても、戸籍上の性別表記の変更を申し立てる時点で離婚していれば、この要件を満たしていることになります。また、特例法によって性別表記を改めた人が、新しい性別に属する者として、異性と婚姻することは可能です。

1 「現に婚姻していないこと」という要件

日本の現行法の下では、同性婚《どうせいこん》は認められていません。婚姻している当事者の性別表記の変更を認めると、同性どうしの結婚が認められることになるので、そういう事態が発生しないようにするために、特例法においては、「現に婚姻していないこと」という要件が規定されました。

しかし、将来、同性愛の同性カップルに同性婚が容認《ようにん》されるようになれば、この要件は不要となるはずです。「現に婚姻していないこと」という要件を削除する

「パートナーシップ法」

同性カップルに対して、ほぼ婚姻類似の効果を認める法制度で、一九八〇年代に北欧から始まり、現在では多くのヨーロッパ諸国で採用されています。

「シヴィル・ユニオン(民事的結合)」

アメリカ合衆国の一部の州では、一九九〇年代以降、州法レベルで、シヴィル・ユニオン法が制定されています。これも、同性カップルに対して、ほぼ婚姻類似の効果を認める

ためには、同性愛の人達と連帯《れんたい》し、同性婚容認またはパートナーシップ法制定を目指す運動と、歩調を合わせて行く必要があろうと考えられます。

２　オランダの例

オランダでは、一九八五年に民法典《みんぽうてん》を改正して、性同一性障害者の性別表記の訂正を認めました。その際には、「婚姻していないこと」という要件が規定されていました（オランダ民法典二八条一項a号）。その後オランダでは、一九八八年一月一日から登録パートナーシップ制度が導入され、同性どうしのカップルにも、ほぼ婚姻なみの効果を認めました。

さらに、二〇〇一年四月一日に同性婚が認められました。その際に、「同性カップルに婚姻を認めることに関して、民法典第一編の規定を改正するための二〇〇〇年十二月二十一日の法律」の第一条Ｄ項の規定によって、性同一性障害の当事者の性別表記の変更のための要件から、「婚姻していないこと」という要件が削除されました。

３　カナダ・ケベック州の例

ケベック州では、一九七七年から施行されていた「氏名およびその他の身分事項の変更に関する法律」によって、性同一性障害の当事者の出生証書上の性別表記の変更が可能となりました。その規定は、ケベック民法典（一九九一年制定、一九九四

法制度です。

これに対して、一昔前の日本の同性愛者の団体などでは、「ドメスティック・パートナーシップ（家族的パートナーシップ）」略して「ＤＰ」という語が、好まれた時代がありました。「ドメスティック・パートナーシップ」というのは、アメリカ合衆国の一部の市町村、企業などで始まった制度で、配偶者手当、配偶者控除など個別的な問題について、同性カップルにも婚姻しているカップルと同等の保護を与えるものです。同性婚の「婚」（婚姻、結婚）に反発を感じる日本の人々の間で、好まれた時代があったのです。しかし、アメリカの州法レベルで、「シヴィル・ユニオン」という語が普及するにつれて、徐々に用いられなくなっているようです。

年一月一日施行）の七一条～七四条として受け継がれました。七一条には、「婚姻しておらず」という要件が想定されていました。

その後、二〇〇二年に、ケベック民法典の「婚姻」の次に、「ユニオン・シヴィル（民事的結合《みんじてきけつごう》）」に関する規定が設けられました。同性カップルにも、婚姻に類似《るいじ》した法的地位を認めるものです。二〇〇四年には、ケベック民法典七一条の規定が改正されて、性同一性障害の当事者の性別表記の変更のための要件から、「婚姻しておらず」という部分が削除されました。そして、ついに、連邦政府は「民事的婚姻の実質的要件に関する法律」（二〇〇五年七月二十日公布）によって、同性カップルの婚姻を認めました。

4　ドイツとオーストリアの例

ドイツおよびオーストリアでは、次のような解決方法が採用されました。ドイツ連邦憲法裁判所二〇〇八年五月二七日決定は、婚姻していないことを要件とするトランスセクシュアル法八条一項二号を違憲としました。これに応じて、二〇〇九年のトランスセクシュアル法改正法は、八条一項二号を削除し、あわせて、第九条の一部を改正しました。

オーストリアでは、連邦内務省の一九九六年一一月二七日の回状は、婚姻していないことを要件としていました。しかし、連邦憲法裁判所二〇〇六年七月八日判決は、この要件を違法であると判断しました。そして、一九九六年の回状そのもの

［同性婚］

同性カップルに対しても、婚姻を認める制度です。すでに述べたように、オランダやカナダでは、同性カップルにも婚姻が認められています。その他、ベルギーやスペインでも認められているそうですが、わたし自身はこれら二国については、現地の正式の法律文書を入手することができていません。

日本のマスコミでは、パートナーシップやシヴィル・ユニオンを「同性婚」と報道することが多く、用語が混乱してしまっています。

これらの点については、『パートナーシップ・生活と制度』を参照してください。

を廃止しました。つまり、ドイツおよびオーストリアでは、性同一性障害の人に限定して、同性婚を容認するのです。

（大島俊之）

性同一性障害をもっていて、まだ法的な性別を変更していない人が、婚姻している状態とは、どのような状態でしょうか。例えばＭＴＦ（男性から女性へ）の場合、法的に性別変更をしていなければ、婚姻ができる相手は女性に限られます。同じように、ＦＴＭ（女性から男性へ）の場合には、相手は男性ということになります。こういった当事者は、自分の性自認《せいじにん》（自分がどちらの性別であるかという意識）と同じ性別の相手、つまり、出生上の性別から見れば「異性」と結婚していることになります。おそらく、読者の中には、これについて疑問を持つ方もいると思います。

まず、当事者の中には、何らかの形で出生上の性別に違和を感じながら、性同一性障害であるとは気づかずに結婚をしたという人、あるいは「性別に違和があっても、結婚して普通の性生活を送ればそのような気持ちはなくなると思っていた」という人がいます。このようなケースでも、結婚相手との間に、深い絆《きずな》がなかったかと言えば必ずしもそうとは言えません。仮に性愛のレベルで深い関わりを持つことができなくても、生活をともにする家族として関係を築《きづ》くことは可能だからです。

また、身体上「異性」である相手に惹《ひ》かれ、その相手とパートナーシップを築く当事者は少なくありません。性同一性障害をもつ人は、出生上の性に違和感を覚え、

同性婚やそれに準ずるパートナーシップ登録制度

杉浦郁子・野宮亜紀・大江千束（編）『パートナーシップ―生活と制度　結婚・事実婚・同性婚』緑風出版（二〇〇七年）

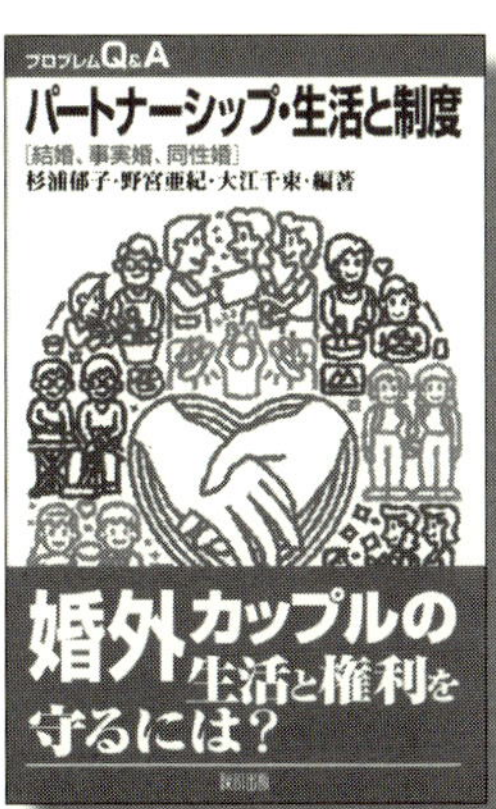

婚姻

民法には結婚という言葉はなく、「婚姻」という表現が用いられます。結婚という概念が、私たちの慣習や社会的通念の中にあるものだとすれば、「婚姻」とは、法で定められた条件を満たすような結婚のあり方（法律婚）を指すとも言えます。

それとは反対の性で生きたいと願うのだから、好きになる相手は身体上の「同性」に決まっていると考える人が多いようですが、これは誤解です。

一般に、同性愛と性同一性障害とは異なる現象で、「自分を女性と思うか、男性と思うか」ということと、「女性を好きになるか、男性を好きになるか」ということとは別の問題です。その証拠に、多くの女性同性愛者は、自分を女性と認識しながら、女性として生きていますし、男性の同性愛者は、自分を男性だと思い、男性として生活を送っています。これと同じように、自分を女性と認識しているMTFが女性を好きになるケースや、自分を男性と思うFTMが男性を好きになるケースもあるわけです。これらは、出生上の性別から見れば「異性愛」ということになりますが、本人の性自認から見れば「同性愛」ということになります。

いずれの場合も、本人が性別を移行した後に、パートナーが愛情を持続できるかどうかは大きな問題です。しかし、相手の性別が変わっても愛情が続いている場合や、性別を移行した後に知り合った相手との関係であれば、MTFと女性、FTMと男性の間でも「愛情に結ばれた婚姻関係」は十分に成立するわけです。

このような場合に、法的な性別変更を理由として、婚姻の解消を求めることは妥当と言えるでしょうか。家族としての親密な一体性がそこにある以上、本人の性別変更を理由に、婚姻の解消を迫ることには疑問があります。

しかし、日本では、同性間の婚姻は認められていません。仮に婚姻が続いている状態で法的に性別の変更が可能だとすれば、法律上、同性婚が成立することにな

パートナーシップ

ここでは、親密で、継続的、家族的な関係をもつ二人の関係をパートナーシップと表現しています。愛情で結ばれ、日常生活をともにするカップルのことと考えてもよいでしょう。

性自認から見た「同性愛」

このようなケースを「理解しにくい」と感じるとすれば、それは「男の体であれば、自分を男だと思い、女を好きになるのが当たり前だ」という常識が最初にあり、そこからどの程度逸脱しているかという発想で、同性愛や性同一性障害を理解しようとするからではないでしょうか。出生上の体がどちらか、自分自身のあり方がどちらか、相手の性別がどちらか、という三つは、そもそも別の問題なのだと思えば、比較的理解しやすいでしょう。

ります。「現に婚姻していないこと」という要件は、この矛盾を防ぐために設けられたものです。

結婚を必ずしも異性間に限る必要はないと考えれば、特例法の「現に婚姻していないこと」という要件は不要でしょう。しかし、単純にこの要件を削れば良いのかというと、ことはそう単純ではありません。

まず、この要件がなかったとしても、先に性別変更をして、後から婚姻をするケースを認めるのかどうかという問題が生じます。また、性同一性障害をもつ人だけが同性と結婚できることになり、他の人々、特に結婚を望みながらそれが認められない同性愛者と比べて不平等ではないかという疑問もでてきます。

先に述べられていたように、欧米諸国では、同性婚やそれに準ずるパートナーシップ登録制度を整備する国が増えています。このような制度があれば、性別の変更を希望する人で、かつ変更後の「同性」とのパートナーシップを希望する人も、一般の同性愛者と同じように、パートナーシップの法的な保護を受けられます。「婚姻していないこと」という要件を条文から削除した国のうち、例えばオランダでは同性婚が、ドイツでは同性間のパートナーシップ登録制度が整備されています。逆に、同性間のパートナーシップに対する偏見が強ければ、その分「婚姻していないこと」という要件を削除することも難しいと言えるのではないでしょうか。

道は遠いかもしれませんが、日本でも性的少数者の「家族をつくる権利」について、議論が深まることを期待します。

（野宮亜紀）

パートナーシップの法的な保護

大きく、結婚した当人同士の間の問題と、第三者が関係する問題に分かれます。前者については同居・協力・扶助の義務、関係解消時の財産分与などが定められています。後者については、配偶者控除のような経済的な優遇措置、相手が死亡した際の遺産の相続、遺族年金の受給などがあげられます。また、法律上の直接の規定はありませんが、事故や病気で入院した際の面会や安否の連絡といったことも、法律上の家族でない場合には大きな問題となります。

Q32 性別適合手術を望まない人はどうなるのですか？

すでに望みの性で生活していても、性別適合手術を受けていなければ、戸籍などの性別は変更できないのでしょうか？他の国の法律でもそうですか？

性別適合手術をしていないと、特例法の「四　生殖腺《せいしょくせん》がないこと又は生殖腺の機能を永続的に欠く状態にあること」という要件と「五　その身体について他の性別に係る身体の性器に係る部分に近似《きんじ》する外観を備えていること」の要件を満たさないために性別変更をすることはできません。

「手術をしていないのだから性別の変更をできないのは当り前だろう」という意見の方もいると思います。

しかしながら、海外に目を向けると必ずしも性別変更の要件に手術が必須というわけではありません。二〇〇三年にイギリスで成立した「gender recognition act（性別承認法《せいべつしょうにんほう》）」という法律では、「(a)性別違和症《せいべついわしょう》（性同一性障害）を有す。(b)申し立てがなされた日に、獲得《かくとく》した性別で二年は生活している。(c)死亡するまで獲得した性別での生活を続ける意思がある」というのが要件で、手術に関する要件はありません。また二〇〇七年三月にスペインの国会を通過した法案でも、性別変更のために手術は要件とされていません。

すなわち、身体的な状況よりも、社会的にどちらの性別で生活しているかによって、法的な性別を判断するというのが、国際的な潮流《ちょうりゅう》となりつつあるということです。このような潮流を考えると、今後日本でも性別適合手術をしなくても、戸籍の性別変更ができる日がいずれ来るのかもしれません。

（針間克己）


性別適合手術は、生殖腺の除去《じょきょ》と外性器の形成の双方を含む名称で、この二つは同時になされるとは限りません。特例法でも、この二つは別の要件（第四号、第五号）として書き分けられていますが、ここでは主に、第五号の「その身体について他の性別に係る身体の性器に係る部分に近似する外観を備えていること」を中心に、手術と法的な性別との関係について考えてみたいと思います。

多くの人は、性別適合手術が、その人の性別のあり方を変えるのだと思っているかもしれません。例えば、男性の外見で、男性として生活している人が、入院して性別適合手術を受けると女性の外見になり、退院したときには女性として生活できるようになっている、といったイメージを持つ方もいるでしょう。これが本当なら、手術が性別変更の要件となるのは当然のように思えます。しかし、実際には、これは全く誤ったイメージです。

現実には、顔つきや体つきなどは、ホルモン療法によって変わる部分が大きく、

生殖腺の除去

生殖腺の除去は、第四号要件にあたりますが、これは、元の生殖機能で子が生まれた場合の法的な親子関係の定め方に関わる問題で、第三号要件「現に子がいないこと」にも大きく関連しています。これについては、Q29、Q48で詳しく述べます。

性別適合手術の影響はほとんどないと言ってよいでしょう。また、ＭＴＦであれば、ひげや体毛《たいもう》の脱毛処理、ＦＴＭであれば乳房の切除が、社会的な性別の移行に大きく関わってきます。しかし、性別適合手術によって変わるのは、身体的な外見のうち、下腹部《かふくぶ》のほんの一部、外性器の部分だけです。実際に、第三者が（専門家や当事者同士であっても）、性別適合手術を受けている当事者と受けていない当事者を外見から見分けることは不可能でしょう。

　当事者の多くは、性別適合手術を受ける以前の段階で、社会的な性別の実態を移行して生活しています。それは、前述のホルモン療法《りょうほう》や脱毛処理、乳房切除《にゅうぼうせつじょ》などの医学的処置のほか、本人の努力や経験、社会的な学習によって可能となるものです。そのようにして、望む性での生活を手に入れた後で、性別適合手術を受けるかどうかは、それぞれの選択によって異なります。

　手術には多大な労力《ろうりょく》と費用がかかりますし、仕事を長期間休むことになれば、苦労して手に入れた、望む性での職を手放すことにもなりかねません。何より、手術には常に危険が伴《ともな》いますし、健康状態を理由に手術ができないという人もいます。手術を選択しない人や選択できない人は、社会的に望む性で暮らしながら、逆の性別の戸籍や住民票を持ち続けることになります。このような人々が抱える問題は、現在の特例法では解決されません。

　立法に携わる立場で書かれた『性同一性障害者性別取扱特例法逐条解説』によると、「五　その身体について他の性別に係る身体の性器に係る部分に近似する外

特例法逐条解説
南野知恵子監修『【解説】性同一性障害者特例法』（二〇〇四年、日本加除出版）所収（↓七九頁）
　なお、『ジュリスト』（二〇〇三年九月十五日号、有斐閣）にも、参議院法制局の担当者による同様の解説が掲載されています。

観を備えていること」が要件となったのは、「例えば公衆浴場で問題を生じるなど、社会生活上混乱を生じる可能性があることなどが考慮されたためである」と書かれています。しかし、具体的に、公衆浴場以外の場で、社会生活上の混乱を生じる場面を想定できるでしょうか。わたしたちは、社会生活の場面で、相手の性器の形状を問題にすることはまずありません。これらの点を考慮すると、イギリスやスペインのように、性別適合手術を要件とせずに性別変更を認める国が増えてきたことは、必然的な流れだと言えるでしょう。

（野宮亜紀）

公衆浴場での問題

公衆浴場の利用に限って言えば、当事者の利用マナーと周囲への啓発によって解決するのが本筋であり、仮に国や自治体の判断が必要だとしても、戸籍や住民票を根拠とするよりも、浴場や利用者に対して、実態に即した指針を提示するのが筋だと言えるでしょう。この点でも、逐条解説の例示には疑問が残ります。

Q33 戸籍の性別を変更しないままで生活するとデメリットはありますか？

性同一性障害をもっていても、全ての人が戸籍を変更できるわけではないと聞きました。変更できない場合、生活を送る上での不利益はありますか？

出生上《しゅつしょうじょう》の性別に違和感をもつ人が、性別を移行し、望む性で生活を送っている場合、戸籍上の性別を変更しなければ、公的書類に書かれている性別の記述と生活の実態が食い違うことになります。このため、次に述べるようなさまざまな問題が生じます。

まず、Q18で書かれていたように、就職の際に、外見と書類との食い違いから、一般の人に比べて不利な扱いを受けるといったことがあります。同様に、住居を借りようとして断られる場合もあります。

最近では、性同一性障害という言葉が広く知られるようになり、世間の理解も進んでいます。しかし本人にとって、日常のさまざまな場面で説明が必要になることは単に煩《わずら》わしいだけでなく、出生上の身分を常に意識させられるという点で精神的な苦痛をもたらします。現在、性同一性障害は精神疾患《せいしんしっかん》の一つに分類されていま

公的書類

国や地方自治体が発行する書類のこと。戸籍や住民票の写し、印鑑証明書などがあります。個別の書類について性別の取り扱いを定める法律はありませんが、特例法の適用を受ける場合は、これらが全て変更されることになります。

さまざまな問題

当事者が直面する問題について、ここでは特例法との関係から最低限

すが、レンタルビデオの会員になるといったごく日常的な場面でも「性同一性障害をもっていること」の説明が必要となったり、相手に推測《すいそく》を与えてしまうことになったりするのは、プライバシーの観点からも好ましくありません。

さらに海外への渡航《とこう》では、「世間の理解」をあてにすることはできません。入出国の手続きで本人かどうかを疑われる可能性がありますし、ホテルのチェックインや買い物の際にも問題が生じます。宗教や文化的な理由で差別の激しい国では、生命の危険も伴います。

特例法は、このような問題を解決するためにできた法律ですが、性別の取扱いを変更する上では、さまざまな条件が必要となっています。社会生活を望む性で送っていても、これらの条件に合わなければ、公的書類の性別を変更することはできません（→Q29〜32）。この点については、制度上、何らかの改善が必要であろうと思います（→Q50）。

また、一般の多くの人々にとって、法的な性別のステイタスは「当たり前」のものであり、公にしてかまわない情報と考えることが多いでしょう。しかし、性同一性障害をもつ人にとって、法的な性別は重要な個人情報です。多くのケースでは住所と氏名があれば本人確認には事足りますし、性別を加えたからといって完全な確認ができるわけでもありません。

最近では、なりすましなどの不正行為《ふせいこうい》を防止する観点から、本人認証のあり方

の例をあげることにとどめました。詳細については、野宮亜紀・針間克己・大島俊之ほか『性同一性障害って何？［増補改訂版］』を参照してください（→五三頁）。

生命の危険
特定の人種や民族、性的少数者（同性愛者や性同一性障害をもつ人等）などを意図的に標的とする犯罪のことをヘイトクライム（憎悪犯罪）と言い、米国などで大きな問題となっています。また、一部の国では政府機関や警察関係者による暴力も報告されています。アムネスティ・インターナショナル（編）『セクシュアリティの多様性を踏みにじる暴力と虐待』現代人文社（二〇〇三年）に詳しい報告があります。

を考えようとする動きが盛んです。それらが、当事者の生活していく手段をいま以上に狭めることのないよう、性別の取扱いについては十分な慎重さをもって議論してほしいと考えます。

（野宮亜紀）

Q34　改名はどうしたらよいのですか？

まずは改名を考えているのですが、改名許可には何か判断基準があるのでしょうか？　戸籍の性別変更をしなくてもできるのでしょうか？

改名は戸籍の性別変更をしなくてもできるか

改名は、戸籍の性別変更ほどハードルは高くありませんので、戸籍変更前に改名することは可能です。ただ、最近では戸籍変更と同時に改名手続きを行う方もいるようです。

性同一性障害を理由にする改名の場合、ケースバイケースで判断されますので、絶対的な基準があるわけではありません。

しかし、おおよその基準はあると思われますので説明します。

改名のために必要なのは「改名しようという名前での使用実績《しようじっせき》」と「性同一性障害という診断書」です。

使用実績ですが、家庭裁判所に使用実績を証明する証拠を提出する必要があります。証拠というと大げさですが、具体的にはその名前での郵便物、会員証、名刺などです。

友人等から消印つきの手紙を送ってもらえば、それは有効な証拠となるでしょう。なかには「自分には手紙をもらえる友達などいない」という人もいるかもしれません。そういった場合は、通信販売《つうしんはんばい》で自分宛《じぶんあて》に郵送するという方法でもよいでしょう。

改名したい名前での会員証も有効な証拠です。「会員証といっても、身分証明書と一致しない会員証などは作れない」という人もいるかもしれません。確かにレンタルビデオショップなどでは身分証明書が必要ですが、カラオケショップ、美容室などでは、自分の望む名前での会員証作成が可能だと思います。あるいは、性同一性障害の理解のある医療機関では、望む名前での診察券を発行してくれる場合もあるので、それも有効な方法でしょう。

会社や学校で、望《のぞ》む名前をすでに使っている場合は、それを示す資料があれば大変有効でしょう。

そういった資料で示される使用実績の期間ですが、性同一性障害の診断があれば、およそ一年の使用実績で認められるようです。なかには、使用実績がないまま性同一性障害の診断書だけで認められるケースもあるようです。ただそういった場合は、改名の審判が長引《ながび》いたりすることも多いですし、多くの場合は使用実績が短いと、申し立てをとり下げるように勧《すす》められます。

また、その名前自身の使用実績が一年に満たない場合でも、事情がある場合はよい場合もあるようです。たとえば「太郎」という名前のＭＴＦが長年「花子」という名前を使っていた。しかし、改名申立直前になり親に相談したところ、字画が悪いので「華子」にしたほうがいいといわれた、といった場合です。こういったケースでは「華子」としての使用実績は短いが、「花子」時代が長かったので、ＯＫという考え方のようです。

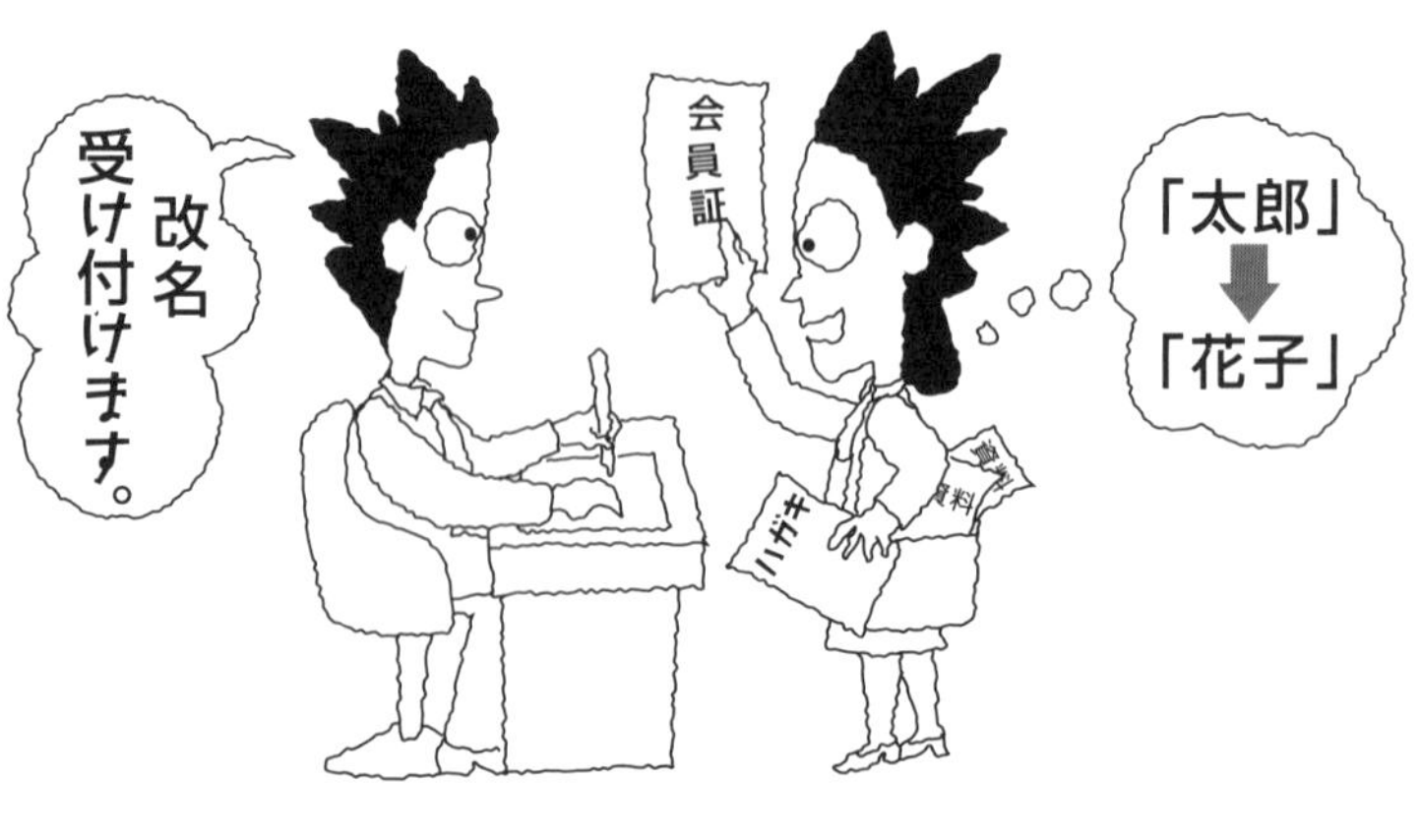

なお使用実績が長い場合（大体五年以上）、性同一性障害という理由ではなく、「永年使用」という理由で改名が可能ですので、とくに性同一性障害との診断はなくても改名は許可されます。

次に「性同一性障害という診断書」ですが、これは、数回以上通った精神科医一名により、発行されることが大体の基準ではないでしょうか。

一回しか通わずに診断書を発行してもらったが、家庭裁判所の調査官が、発行した精神科医に問い合わせたところ、十分に診断根拠を示せず、診断書としての有効性を認められなかった場合もあります。

あるいは厳しい裁判官だと、戸籍性別変更の基準に準じて、精神科医二名による二通の診断書を要求する場合もあるようです。

いっぽうで、精神科医以外の医師により発行された診断書でも認められる場合もあるようです。

以上、簡単に言うと、おおざっぱに使用実績一年、精神科医一名による診断書の二点がそろえば、改名は可能と思われます。

なお、特に改名に当たっては「ひろみ」「かつみ」などの中性的な名前にする必要はなく、典型的な女性名、男性名への変更は問題ありません。また、カタカナ名など日本人らしくない名前の改名は困難な場合があります。

（針間克己）

プロブレムQ&A

V

戸籍の性別変更を考えている人

Q35 ガイドラインからはずれている場合はどうなりますか？

まったくガイドラインのことを知らずに、治療をしていたのですが、ガイドラインから外れている場合は、戸籍の性別変更はできないのでしょうか？

現在のガイドライン（→Q２）では、「ガイドラインからはずれている」つまり、ガイドラインの推奨《すいしょう》する治療の流れとは、違った形で治療を行った人たちも、途中からガイドラインの治療の流れに乗ることはできます。

具体的には、自己判断でホルモン療法や、乳房切除術《にゅうぼうせつじょじゅつ》を既に行っている場合でも、事後的にその治療の妥当性《だとうせい》、正当性を判断し、その後の性別適合手術までの判断につなげていきます。

ですから「自分はガイドラインから外れているので、精神科医に行っても仕方がない」と考えるのではなく、「これからはガイドラインに乗った治療をしよう」と考えることは可能だということです。

あるいは人によっては、全くガイドラインに乗らないで、性別適合手術まで終えた人もいるかもしれません。しかし、特例法は、そういった人を必ずしも排除《はいじょ》しているわけではありません。やはり事後的に、精神科医が性同一性障害であるとの診断を行い、身体治療の妥当性、正当性を判断することで、診断書を作成し、特例法の要件を満たすことは可能です。

まとめますと、特例法は必ずしも、ガイドライン順守《じゅんしゅ》を必須とするものではないので、「ガイドラインから外れたのでだめだ」とあきらめる必要はないでしょう。

（針間克己）

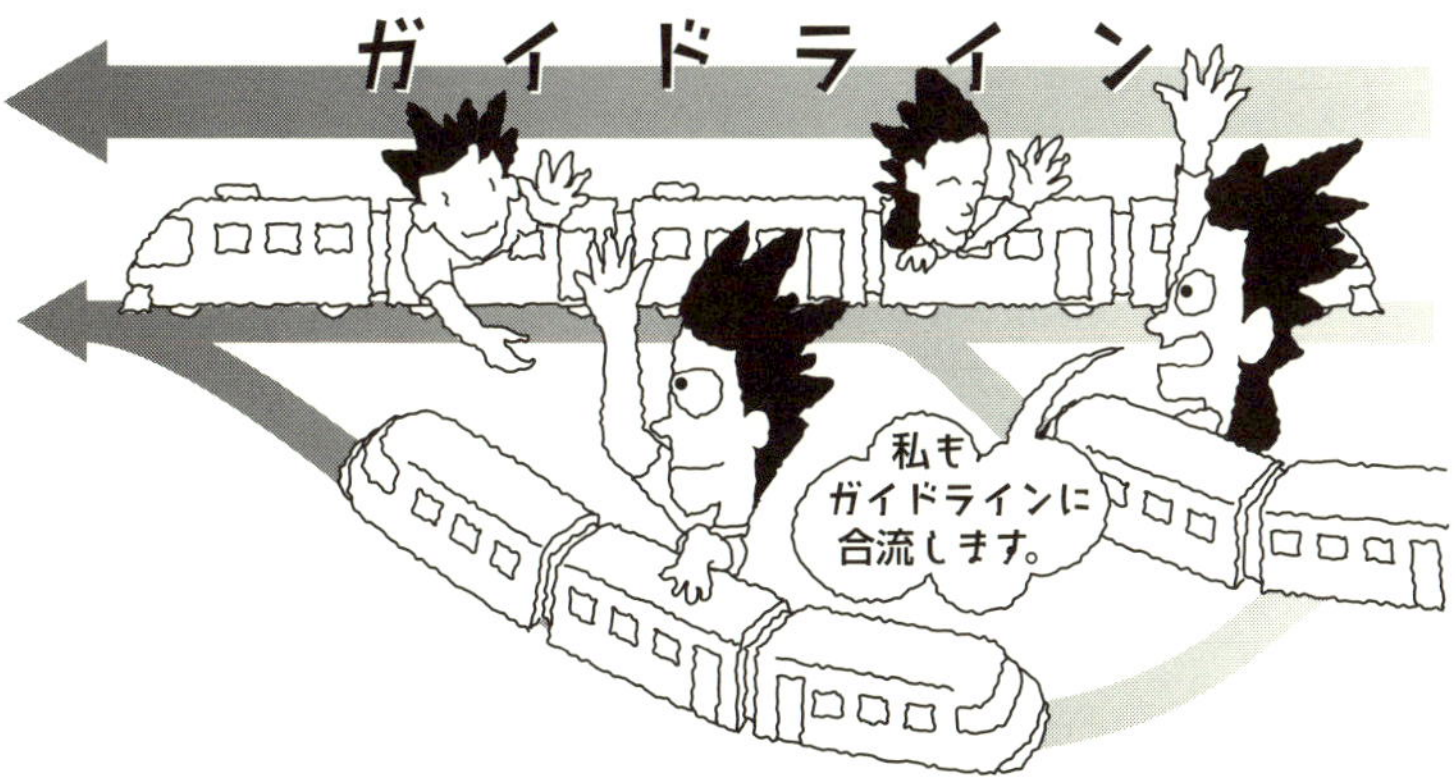
ガイドライン
私も
ガイドラインに
合流します。

Q36 精神科医に認めてもらえないことはありますか？

今後、戸籍の性別変更をしたいと考えているのですが、精神科医に認めてもらえないことはあるのでしょうか？　あるとすれば、どういった場合ですか？

あります。

二つの場合があります。

「診断」と「身体治療の適応《てきおう》」の場合です。

「診断」では、「性同一性障害」と診断できない場合があります。

これを読んで、「精神科医が、自分の心の性別を決めるなんておかしい。精神科医がなんて言おうと、自分の心の性別は男（女）だ」と思った読者がいれば、あなたはほぼ大丈夫です。性同一性障害と診断されるでしょう。

しかし、最近は性同一性障害も有名になったせいか、さまざまなタイプの性別《せいべつ》違和《いわ》を抱えた人が診察に訪れます。

たとえば「自分で自分の性別は分からない。専門家の先生にどっちの性別かはっきりさせてほしい」「自分は男でもないけど女でもない、どっちかわからない」などと訴える場合です。本人の自覚《じかく》する性別がはっきりしないのですから、精神科医としても「性同一性障害」との診断はできません。「特定不能の性同一性障害」という診断になるくらいです。

また、自分でも「自分は性同一性障害だ」と主張していても、実際には統合失調症《とうごうしっちょうしょう》など他の精神疾患《せいしんしっかん》である場合もありますので、その場合も、性同一性障害だと診断されない可能性はあるでしょう。

あるいは、性同一性障害と診断されても、ホルモン療法や乳房切除や性別適合手術といった身体的治療の適応ではないと判断されることもあります。

これはたとえば、こんな理由です。

リストカットや自殺未遂《じさつみすい》を繰り返すなど著《いちじる》しく精神状態が悪い場合。性別違和《せいべついわ》があれば、ある程度は抑《よく》うつ気分や不安感などの問題を抱えるのは仕方ありません。しかし、心理的状態が著しく悪いと、身体治療に伴う様々なストレスに耐えられないのではというおそれから、身体治療への適応だとは判断されません。

職場や家庭での理解が得られていない場合。たとえば、職場で男性として働いていて、カムアウトもしないまま、女性への身体治療を望むのにはやや無理があるでしょう。あるいは両親の反対があっても、成人して独立していれば、問題ありませんが、経済的にも精神的にも親から自立《じりつ》していない場合に、親からの理解がなければ、身体治療への移行は困難でしょう。

以上のように「性同一性障害と診断されない場合」、「性同一性障害と診断しても、身体治療の適応だと判断されない場合」それぞれの場合が精神科医が認めないケー

統合失調症
精神疾患の一つ。妄想の一つとして「自分は実は女性（男性）でなく、男性（女性）だ」などと思っていることもあります。ただし、性同一性障害と統合失調症が合併している場合など、診断や治療が困難なケースもあります。

リストカット
手首をカミソリやカッターなどで傷つける自傷行為。パーソナリティーが不安定な場合に行われることが多い。

スです。

身体治療まで承認している場合には、特例法の要件を満たしてさえいれば、戸籍変更への手続きを認めないということはないでしょう。

（針間克己）

Q37 要件をクリアしていても認められないことはありますか？

特例法の要件をクリアしていれば、確実に認められるのでしょうか？　それとも却下されることもあるのでしょうか？　不安なので教えてください。

要件《ようけん》をクリアしていて、私が作成した診断書でこれまで却下《きゃくか》されたケースはありません。

また、私だけでなく、性同一性障害の臨床《りんしょう》を多くやっている先生方でも、その作成した診断書で、要件をクリアしていながら、却下されたケースはないようです。ですから、要件をクリアしていれば、まず間違いなく、許可されると思います。

ただ、本当は要件をクリアしていると思われても、作成された診断書が不十分で、要件をクリアしていることを明確《めいかく》に示すことができず、認められないということはありうることです。

診断書を作成する医師に関しては、特例法では「そのことについてその診断を的確に行うために必要な知識及び経験を有する二人以上の医師」と書かれていますが、明確な基準や資格があるわけではありません。実際にはそれほどの経験や知識がなくても、しっかりと診断書が作成されていれば、問題なく許可されるようです。しかしながら、あまりに経験や知識がない医師が作成した診断書の場合、性同一性障害との診断根拠や現在の状況といった診断書に書くべきポイントを適切に記載することができず、要件をクリアしていることを明示できない、あるいは診断した医師そのものが「知識も経験もない」と裁判官に判断される可能性もある、ということです。

ただ、その場合も、即、却下というわけではなく、診断書の不備《ふび》を裁判所のほうから指摘されるでしょうから、それに応じて、診断書を書きなおせば問題は解決します。ただ、医師によっては、指摘されてもなお、適切な診断書を作成できないこともあるようです。その場合はさすがに最終的には却下となる可能性もあります。

以上をまとめます。基本的には要件をクリアしていればまず大丈夫。しかし、作成した診断書が、著しく不適切な場合には、却下される可能性あり。（針間克己）

Q38 海外で手術していても大丈夫でしょうか？

国内でなく、海外で性別適合手術を受けようと思います。その場合も性別変更は大丈夫でしょうか？　手術してからダメだったということはないですか？

はい。大丈夫です。海外で性別適合手術を受けても、戸籍変更には何の問題もありません。

現在は国内で性別適合手術を受けることがかなり困難なため、実際には多くの人がタイを中心とした海外で手術を受けています。私も海外で手術を受けた方の戸籍変更の診断書をこれまで多く作成してきましたが、特に問題なく皆さん性別変更を許可されています。

ただ書類作成上はいくつかの注意が必要です。

海外で手術した場合には、可能な限り、その医療機関で手術証明書をもらってきてください。そしてその証明書の日本語訳も添付《てんぷ》してください。日本語訳は日本人通訳《つうやく》のいる病院では、その病院で作成してくれる場合もあります。そうでない場合は自力《じりき》や英語のできる友人・知人に頼んで、翻訳《ほんやく》してもかまいません。頼むべき人がいない場合は、診断書作成の精神科医に頼んで作成してもらうのもよいかもしれません。

また、海外の病院の手術証明書だけでなく、日本の医師からも術後の身体状態を診断し、診断書を作成してもらう必要があります。生殖機能がないこと、性器の外観が類似していることの記載がポイントとなります。

あと余談《よだん》になるのですが。戸籍変更申し立ての診断書には手術を行った医師の名前を記載しなければいけません。海外で手術を行い、手術証明書に印刷文字でなく、手書きのサインしかない場合があります。英語名なら何とか推測《すいそく》できますが、タイ人医師の名前だと、サインによってはどんなスペルか見当《けんとう》がつかないことがあります。私は困って、その病院のインターネット上のサイトを見て、担当医師の一覧から、名前を見つけて、診断書に記載したこともあります。こういうことは少々困ったことで手術を行った医師の名刺をもらう、あるいは名前を書いてもらうことは必要だと思います。

以上まとめると、日本語の添付書類はいくつか必要ですが、海外で手術しても、戸籍変更には特に影響はありません。

（針間克己）

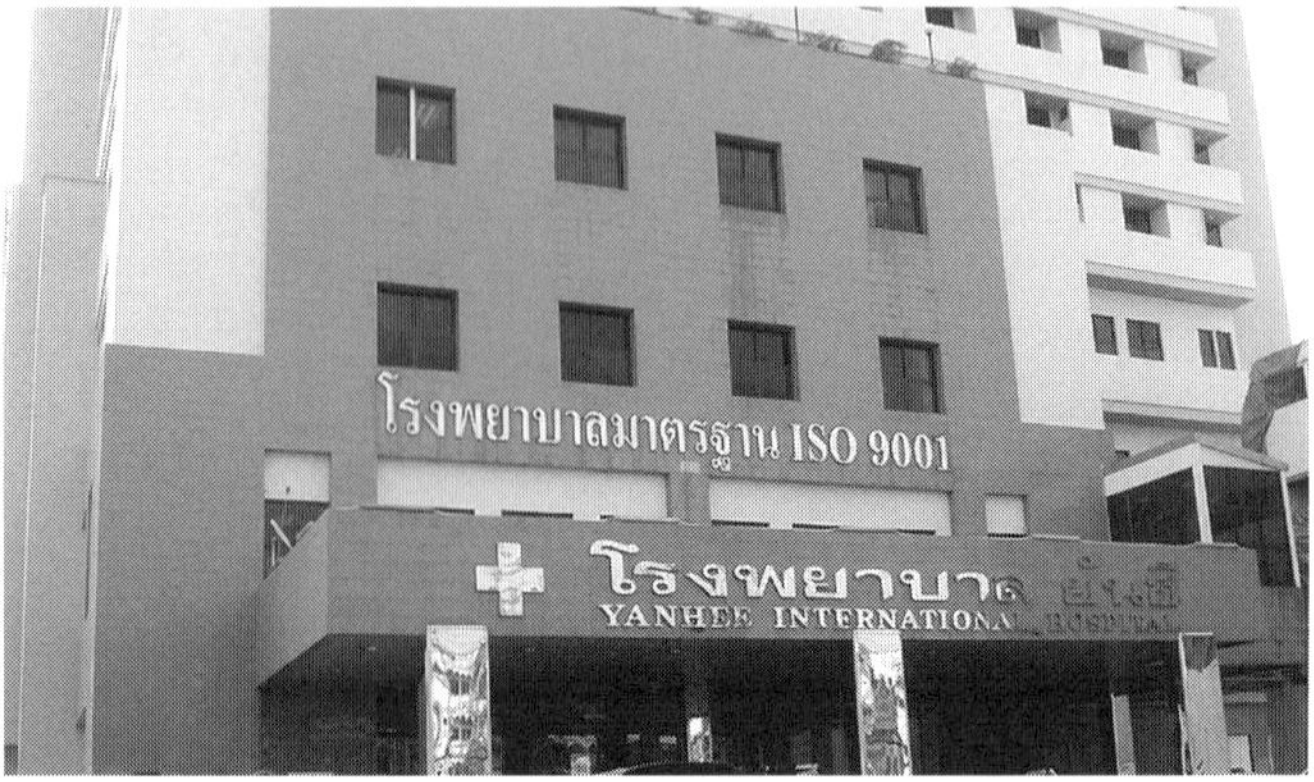

タイの病院

Q 39 家族が反対していても大丈夫ですか？

戸籍の性別変更をしたいのですが、家族が反対しています。説得しても、聞いてくれません。家族の同意がなくても、性別変更は可能なのでしょうか？

性別は人の人格にかかわる重大な事柄であるため、たとえ家族であっても、本人以外の意向によって左右されるべきものではない、といった考えから、要件さえクリアしていれば、性別変更は許可されるでしょう。

しかし、戸籍変更が可能か否か、という問題を離れ、一人の精神科医の立場から言わせてもらえば、やはりできるだけ家族の理解を求めてほしいものです。本来は家族は最も頼りになるべき人間関係です。家族の理解があるかどうかは、その後の生きやすさにも、大きな影響を与えると思います。たとえ、最初は理解が得られなくても、根気強《こんきづよ》く真摯《しんし》に話し合っていけば、多くの場合は徐々に理解が得られるようです。ただ、確かに、いくら話しても、全く理解してくれない家族がいることもあるようです。そのような場合、家族の反対の中、性別変更もやむを得ないでしょう。それでも、戸籍変更後に、その変更した性別でよりよく生きていくことで、家族がいつかは理解してくれるようになるのではと信じたいものです。（針間克己）

Q40 結婚歴があっても大丈夫ですか？

現在は離婚してますが、結婚歴がありま す。特例法の要件には「二 現に婚姻を していないこと」というのがありますが、 戸籍の性別変更はできるのですか？

結婚歴《けっこんれき》があっても、他の要件がクリアされていれば、戸籍変更は可能です。

特例法で、「現に婚姻をしていないこと」は、戸籍変更申し立ての時点で婚姻していないこと、という意味です。ですから、過去に婚姻歴があっても、離婚して現在、婚姻していないのであれば、問題ありません。

実際に、過去に婚姻歴があっても、その後離婚して、戸籍変更を申し立てて、許可された人は何人もいます。

ただ、残念なのは、性別適合手術後も、婚姻関係を継続《けいぞく》したいカップルには、「離婚して性別変更」か、「婚姻を継続して戸籍変更をあきらめる」の二者択一の選択肢しかないことです。そのため、婚姻関係を本当は維持したいのに、戸籍変更したいがゆえに、離婚する人もいる可能性があるということです。日本では同性婚《どうせいこん》ができないことで、この要件があるわけですが、よりよい解決策が、今後、考慮されることを期待します。

なお、「現に婚姻していないこと」という要件は、戸籍変更後の婚姻を禁止するものではありません。つまり、ＭＴＦであれば、女性に変更後に男性と、ＦＴＭであれば、男性に変更後に女性と結婚することは可能だということです（→Ｑ20）。

実際に、この本の共著者である、虎井まさ衛さんは、男性に変更後に女性と結婚していますし、ほかにも多くの方が、戸籍変更後に結婚しています。（針間克己）

Q41 ニューハーフやおなべでも認められますか?

ニューハーフやおなべといった仕事をしている人は認めてもらえないのでしょうか? そういう職業だと認めてもらえないのではないかと心配です。

答える前に、まずニューハーフやおなべという言葉の定義をする必要があります。さまざまな意味で用いられる言葉ですが、このQ&Aではニューハーフを「もともと男性であることを明らかにした上で、女性的役割や服装をし、そのことをセールスポイントとして接客業《せっきゃくぎょう》や芸能業《げいのうぎょう》にたずさわるもの」、おなべを「もともと女性であることを明らかにした上で、男性性的役割や服装をし、そのことをセールスポイントとして接客業や芸能業にたずさわるもの」とします。簡単にいえばニューハーフやおなべは職業名《しょくぎょうめい》だということです。

ニューハーフやおなべの人には、性同一性障害の人も多くいますし、職業的利《り》得《とく》目的で行っているだけで、性同一性障害でない人もいます。

特例法の適用となるかどうかですが、職業により、法律が人を差別するわけがありませんので、要件を満たせば、当然適用となります。しかしながら、考えるべきいくつかのポイントはありますので、少し説明します。

まず「性同一性障害」かどうかという診断です。職業のいかんにかかわらず、医学的にみて、性同一性障害と診断される必要があります。実際には性同一性障害でないものが、職業的理由から、性同一性障害と類似《るいじ》した行動をとっている場合などは、性同一性障害とは診断されず、特例法の適用とはなりません。

また特例法においては、「自己を身体的及び社会的に他の性別に適合させようとする意思を有する者」という文言《もんごん》があります。戸籍変更後もニューハーフやおなべといった職業を続けることは「社会的に他の性別に適合させようとする意思を有する」と言えるのかどうか、微妙なものがあるかもしれません。ただ実際には、戸籍変更後はニューハーフでなく女性ホステスに、おなべでなく男性ホストに職業は変更になるのでは、という気もします。

私の経験では、過去にニューハーフやおなべの職業経験があり、戸籍変更申し立てをして、許可された方は何人もいます。

以上結論は、ニューハーフやおなべであっても、性同一性障害と診断され要件を満たせば、戸籍変更は可能です。

（針間克己）

Q42 性分化疾患（インターセックス）でも認められますか？

性分化疾患（インターセックス）の場合、特例法の対象とならないと聞いています。そうすると、性別を変更することはできないということでしょうか？

特例法では、性同一性障害者の定義において「生物学的には性別が明らかであるにもかかわらず」という文言がありますし、医学的定義においても性分化疾患（インターセックス・半陰陽）は性同一性障害とは異なります。そのため、原則的には性分化疾患の人は特例法の対象外だと考えられます。

しかしながら、性分化疾患と一言でいっても、実際にはきわめて多様な身体状況の総称《そうしょう》にすぎません。ですから、場合によっては性分化疾患であっても「生物学的には性別が明らか」だと考えられることもあります。

たとえば、クラインフェルター症候群《しょうこうぐん》というものがあります。これは性染色体《せいせんしょくたい》が４７ＸＸＹなど、通常の男性の性染色体４６ＸＹよりＸが多いものをいいます。これは性染色体異常であり、性分化疾患の一つですが、Ｙ染色体があることより、医学的には男性として扱われます。このことより、私の臨床例《りんしょうれい》においても、「生物学的には男性として明らか」だと考え、戸籍変更申し立てを行い、特例法の適用となり、女性への変更が許可されました。

いっぽうで、「生物学的には性別が明らかでない」性分化疾患の場合は、従来、戸籍の「錯誤《さくご》」（間違い）として、「変更」ではなく、「訂正」される手続きが行われてきました。

つまり、たとえば、性染色体が46XXだが、陰核《いんかく》が肥大《ひだい》して陰茎《いんけい》に見えたため、長男として戸籍記載されたものが、成長に伴い女性化が進み、46XXであることがわかった場合、「長男」の戸籍記載が「錯誤」だったとして、「長女」に「訂正」されるわけです。

なお、このような性分化疾患の錯誤の訂正の場合は、特例法のような明確な基準はなく、精神科医二名の診断や、二十歳以上といった要件はありません。

以上まとめますと、性分化疾患の人の場合、その状況に応じて、「特例法を用いて、戸籍変更」あるいは、「戸籍記載の錯誤と考え、戸籍訂正」のいずれかの方法が可能だ、ということです。


（針間克己）

性分化疾患の訂正手続き

戸籍法一一三条「戸籍の記載が法律上許されないものであること又はその記載に錯誤若しくは遺漏があることを発見した場合には、利害関係人は、家庭裁判所の許可を得て、戸籍の訂正を申請することができる」に基づき、家庭裁判所に「性別の記載は錯誤である」と申立をし、家庭裁判所の審判により訂正されます。

Q43 海外に在住している場合はどうなるのですか？

海外に在住している日本人の場合、戸籍の性別変更をするためにはどうしたらよいのでしょうか？　海外にいると手続きはできないのでしょうか？

1　海外に在住している場合の診断書の作成

海外に在住《ざいじゅう》している場合の診断書の作成について答えましょう。

申し立てに必要な診断書を作成する医師は日本の医師免許《いしめんきょ》を持っている必要があります。ですから海外在住の場合は日本の医師免許を持っている医師を探す必要があります。海外でもニューヨークやパリといった都会であれば、日本の医師免許を持つ日本人精神科医を見つけるのは、可能なことだと思います。また、タイなどのアジア諸国には日本の大学医学部に留学し、日本の医師免許を持つ医師も多くいるようです。実際のケースは知りませんが、理屈《りくつ》の上ではそういった医師に診断書を作成してもらってもよいのかもしれません。

海外在住で日本の医師免許を持つ医師がみつからない場合は、いったん日本に戻り、日本在住の医師に書いてもらうしかないでしょう。日本に長期滞在できれば問題はありませんが、短期しか滞在できない場合には、あらかじめEメール等で、受診予定の医師と連絡を取り、診断書作成に必要な情報・書類を教えてもらい、十分に準備を整えて、短期間に作成してもらうようにお願いするしかないでしょう。

申し立てのメインとなる診断書は日本の医師免許を持つ医師（精神科医）に作成してもらう必要がありますが、その他の添付診断書は、特にそういった規定《きてい》はありませんので、海外の医師に作成してもらい、日本語訳を添付すればよいかと思います。

（針間克己）

2　日本の家庭裁判所に申し立てる

当事者の本籍地を管轄する日本の家庭裁判所に、申立書その他の書類を郵便で送付することによって行います。もちろん、一時的に帰国して、自ら持参することも可能です。その他の手続の面では、日本国内に居住する人と特に変わりはありません。ただ、特例法は、性同一性障害についての知識と診断の経験を有する二人以上の医師から、性同一性障害であるという診断を得ていること（特例法二条）を求めるとともに、特例法の医学的な要件を満たしていることを証明するために、医師による診断書の提出を求めています（特例法三条二項）。

なお、外国に居住する日本人どうしの間で結婚する場合には、その国に駐在している日本の大使、公使あるいは領事などに婚姻届を提出することができます（民法七四一条）が、性別表記の変更については、このような方法は認められていません。

3　外国の裁判所等に申し立てられますか？

日本国籍を持ったままでは、外国の裁判所に性別変更の申し立てをすることができないことが多いと思われます。外国の特例法では、性別変更を自国民に限定する旨を明示している例があります。

たとえば、一九七二年制定のスウェーデンの特例法では「スウェーデン国籍を有している者」に限定しています（スウェーデン特例法三条）。一九八〇年制定のドイツの特例法も「ドイツ人」に限定しています（ドイツ特例法一条一項一号、八条一項一号）。カナダ・ケベック州では、カナダ国籍を有し、申立前に一年以上ケベック州内に居住することが要件とされています（ケベック民法典七一条二項）。アメリカの州法の多くでも、出生登録がなされている州で申し立てることになっており、日本国籍を有する者は、この要件を満たすことができないので、実際上、申し立ては認められないでしょう。

これに対して、オランダ法は、明確に、オランダ国籍を持たない者にも、性別変更への道を開いています（オランダ民法典二八条三項）。有効な滞在資格に基づいて、オランダに一年以上居住している外国人には、性別変更が認められるのです（もちろん、他の要件を満たすことが必要です）。そして、オランダに出生登録をしていない外国人については、新しい性別に基づく出生登録がハーグにおいて認められるので

民法七四一条

外国に在る日本人間で婚姻をしようとするときは、その国に駐在する日本の大使、公使又は領事にその届出をすることができる。（後略）

す。

ただ、このようにしてオランダでなされたオランダ人以外の者の性別変更が、当事者の母国でも有効と認められるかどうかは別問題です。かつてのヨーロッパ人権裁判所の判決では、オランダで認められたイギリス人の性別変更が英国では承認されなかった例が報告されています。日本人がオランダで性別変更を認められたとしても、日本ではそのまま認められないおそれがあるのではないでしょうか。

ドイツでは、近年、限定的ながらドイツ人以外の性別変更を認める動きがありました。連邦憲法裁判所の二〇〇六年七月一八日決定が、ドイツ特別法一条一項一号の規定（ドイツ人に限定する規定）が外国人を差別しており、基本法（憲法のこと）に違反すると判断しました。これを受けて、二〇〇七年の旅券法改正の際に、ドイツ特別法の一部を改正し、外国人にも性別変更を認める可能性を広げました（それでも、かなり限定的です）。

（大島俊之）

Q44 弁護士や司法書士に頼む必要はありますか？

家庭裁判所で手続きをすると聞きました。裁判所での手続き→裁判をする→弁護士が必要ということでしょうか？　自分だけでは無理ですか？

特例法は、二〇一一年五月二五日に改正され、その五条が削除されました（二〇一三年一月一日施行）。それまで存在していた五条は、次のような規定でした。「性別の取扱い変更の審判は、家事審判法（昭和二十二年法律第百五十二号）の適用については、同法第九条第一項甲類に掲げる事項とみなす」。二〇一三年一月一日に、この「家事審判法」が廃止されたので、特例法五条を削除する必要があったのです。

二〇一三年一月一日に、新しく制定された「家事事件手続法」が施行されました。性別の取扱いの変更は、家事事件手続法の別表第一の一二六号とされました。そして、家事事件手続法の二三二条が、性別の取扱いの変更審判事件について規定しています。

特例法に基づく審判の場合には、激しく利害の対立する相手はいません。したがって、激しい法廷闘争というようなことにはなりませんので、法廷技術、弁論技術というようなものは不必要でしょう。裁判所を説得するに足りる資料を提供することができるかどうかが決定的に重要ですが、裁判所に提出する資料を集める上で、特に弁護士や司法書士の援助を必要とすることはないと考えられます。したがって、一般的には、特例法に基づき性別の取扱いの変更を申し立てるに際して、弁護士に依頼する必要はないと思われます。

ただ、外国人が日本に帰化した場合に、外国籍であった時代に（未成年の）子を持っていないことを書類上で証明することが困難な場合があるようです。このような場合には、渉外関係に強い弁護士とか行政書士の援助が必要なことがあるかもしれません。また、外国籍であった時代の書類を日本の官庁に提出する前に、そのコピーを保管しておかれることをお勧めします。特例法上の要件について、その合憲性を争うような場合には、弁護士に依頼するのが適切だと思います。たとえば、次のような場合です。①配偶者を持つ当事者が、「現に婚姻していないこと」という要件を規定する特例法三条一項二号の規定は違憲であると主張する場合。②未成年の子を持つ当事者が、「現に未成年の子がいないこと」という要件を規定する特例法三条一項三号の規定は違憲であると主張する場合。③性別適合手術を受けていない当事者が、性別適合手術を受けていることを要件とする特例法三条一項四号および五号は違憲であると主張するような場合です。

ただ、実際問題として、性同一性障害あるいは特例法に詳しい弁護士は極めて少ないので、適切な弁護士を見つけるのが難しいというのが実情かも知れません。

（大島俊之）

Q45 戸籍の性別変更はどこに相談に行けばよいでしょうか？

戸籍の性別変更を考えていますが、手続き等、具体的な方法がわかりません。まずどこに相談に行けばよいのでしょうか？　教えてください。

戸籍変更をするために行くべきところは、地元の家庭裁判所《かていさいばんしよ》と精神科医です。

地元の家庭裁判所は資料⑦を参照してください。また、このURL（http://www.courts.go.jp/map_list.html）先でもわかりますし、電話帳等でも簡単に知ることができるでしょう。県によっては、家庭裁判所の支部がいくつかありますので（たとえば、東京であれば霞が関の本庁以外に、立川支部がある）、間違った管轄《かんかつ》の家庭裁判所に行かないように、あらかじめ管轄かどうか電話で問い合わせてみるのもよいでしょう。

家庭裁判所に行けば、相談する窓口がありますので、そこで相談すれば、具体的な手続きの詳細《しようさい》を教えてもらえます。それほど複雑な手続きではないので、説明を受ければ、自力《じりき》で手続きを行うことは十分に可能です。

申し立て後も書類等に不備《ふび》があっても、それで即《そく》、却下《きやくか》というわけではなく、「この書類が足りないので持ってきてください」などの連絡がありますので、あまり神経質に心配することもないでしょう。

精神科医については、ほかのQ&Aでも述べましたが、できれば性同一性障害の臨床経験《りんしょうけいけん》が豊富で、戸籍変更申し立ての診断書を書きなれた医師のもとに行くのがよいでしょう。その医師と相談の上、泌尿器科医《ひにょうきかい》や形成外科医《けいせいげかい》等、添付診断書のために必要な医師のところにさらに受診《じゅしん》するという流れになります。

以上、相談すべきところは、家庭裁判所と精神科医の二カ所ということです。

なお、戸籍変更申し立てを、非常に複雑な手続きではと不安を持つせいか、弁護士や司法書士などの専門家に相談を考える人もときどきいるようです。しかし、実際には相談する必要はまるでないと思います。家庭裁判所での手続きはそれほど煩雑ではありませんし、戸籍変更の実務にたけている弁護士や司法書士がいるわけでもありません。弁護士や司法書士《しほうしょし》に頼むとお金もかかります。また、医師の診断書作成に当たっては、診断、検査など、本人がいることが大前提《だいぜんてい》ですので、代理人の出番もありません。

ですから、海外にいて家庭裁判所に自分で行くことができない、あるいは要件を満たしていないが上告してでも裁判で争いたい、などの特殊な場合を除いては、弁護士等に依頼《いらい》することなく、精神科医に診断書を作成してもらい、家庭裁判所に自力で申し立てる、という流れで十分です。

私の経験でも、弁護士に依頼した人はごく少数で、大多数の人は自力で手続きを行い、特にトラブルなく、スムーズに戸籍性別の変更を許可されています。

（針間克己）

Q46 戸籍の性別変更をしたい子を持つ親の対応はどうしたらいいですか？

娘として、あるいは息子として生み育ててきたウチの子が、ある日「性転換して戸籍も変えたい」と言い出しました。どうしたらよいですか？

自分の子どもが性別適合手術を済ませてしまうと、あるいは長年のホルモン投与のおかげで、周囲から見ても異性、つまり自分が産んだ時の性とは反対の性別としか見えなくなってしまうと、例外もあるかもしれませんが、たいていの親は戸籍上の性別の変更に反対しないものです。自分の子どもが社会との間に起こす摩擦《まさつ》が減り、より暮らし易くなるだろうと考えるからです。

ですからここでは、まだ少なくとも身体に何の治療も加えていない当事者、特に年の若い当事者を子どもに持つ親御さんに対して、書いてみようと思います。

まず、現今の法律では、「結婚しているか、子どもがいるか、ある段階までの手術をしていないか、二十歳以下」の人は戸籍上の性別を変えることができません。

まだ「性転換」ということについて漠然《ばくぜん》とした憧れを抱いているだけで、その道程や試練に思いを馳《は》せられない年少者や、「ボクは身体が女だけど女の子が好きだ。これを性同一性障害っていうんだ。手術して、戸籍を変えてこそ一人前だ」などと勘違《かんちが》いしている若年層《じゃくねんそう》の場合、実際のところその願いがそのまま大人になるまで変わらない、という保証はどこにもありません。アニメのヒーロー、ヒロインに憧れていただけかもわかりませんし、自分が何も治療の必要などない同性愛《どうせいあい》だったことに気づくかもしれません。思春期以降は、自然と異性愛者になって生きて行く人もいます。十代の頃は「なんとか性転換したい」という手紙を寄越《よこ》してきた「男になりたい少女」が、二十年後に母親になって幸せそうに赤ちゃんを抱いている写真を送ってくる、などという例はザラにあります。

ですから、一度はその子に特例法の条文の意味がわかるように伝え、あとは長い眼で経過を見守るのがよいのではないかと思います。

ただ子どもの方が自分の「戸籍変更宣言」をしっかり覚えていた場合、心変わりを言い出すのはなかなか苦しいことですから、からかって「性転換するはずだったんじゃないのか?」などと訊《き》いたりすることは避けましょう。妨《さまた》げず、勧《すす》めもせず、性別に変にこだわらず、共に淡々《たんたん》としていくのがよいと思われます。

そしてもちろん、試行錯誤《しこうさくご》しながらも、あるいは一度もゆるがず一直線に、「手術&戸籍変更」を目指す子どもたちもいます。特に後者は、どんなことがあっても決意を変えない場合がほとんどです。子どもの年齢にもよりますが、すでに「手術してその上に戸籍変更を」という考えを強固《きょうこ》に持っているとしたら、そのままの肉体上の異性にあたる相手と結婚したり、子どもを持ったりすることはおそらくないでしょう。

私がそんなふうだったのですが、中年になった今は、頑固で自分のことばかり考えている子どもに、すっかり困惑《こんわく》し果てた親の気持ちが少しはわかります。

とは言え時代も進み、子どもの性転換をポジティブに受けとめる親御《おやご》さんたちも、少しずつ増えてきました。今はそのような親子が何組も集う会合があります。もしも自分たちだけでは抱えきれないと感じた時には、そのような会に出て、同じような悩み（各々の家族が違うレベルの悩みを持っていることも多いですが）を持つ他の家族と、様々な心情を分かち合うのも、とても良いことです。「たとえ性別が変わろうと、この子は私の子」と言う事実を、再確認できるはずです。

（虎井まさ衛）

ＥＳＴＯ親子交流会

「性は人権ネットワークＥｓｔＯｒｇａｎｉｚａｔｉｏｎ」が定期的に東京と仙台で開催している、親子で参加できる会合。開催日・参加費・参加資格は双方でやや異なるが、問い合わせ先はどちらも同じで、以下の通り（二〇一三年現在）。

親子交流会専用サイト（携帯対応）

http://estonet.info/project.html

プロブレムQ&A

VI 今後の課題

Q47 特例法が日本の性同一性障害の医療に与えた影響はありますか?

特例法が施行されたことで、日本の性同一性障害の医療にどのような影響があったのでしょうか? プラスの面とマイナスの面を教えてください。

法律制定とは、影響力が大きいもので、医療においても様々な側面で影響があると思います。

まず、第一に性別適合手術などの医療行為の合法性《ごうほうせい》、妥当性《だとうせい》が、一段と明確《めいかく》になったということです。一九九八年に埼玉医大において性別適合手術が行われ、一定の条件さえクリアしていれば、その手術に違法性はないということは、従来も明らかではありました。しかし、特例法で、性別の変更の要件としても、「四 生殖腺がないこと又は生殖腺の機能を永続的《えいぞくてき》に欠く状態にあること」「五 その身体について他の性別に係る身体の性器に係る部分に近似《きんじ》する外観を備えていること」と、実質上、性別適合手術を求める文言《もんごん》が記されたことで、性別適合手術の合法性がより明らかになったといえるでしょう。ただ、注意すべきは、いかなる性別適合手術も合法であるということではなく、クリアするべき一定の条件はなお、現在も残っていると考えるべきでしょう。

第二に、社会全体の、性同一性障害への理解が大きく進んだことが挙《あ》げられます。このことによって、たとえば精神科医による精神的サポートが行いやすくなりました。従来は家族や学校や職場での無理解《むりかい》や反対に、当事者が苦しんでいても、精神科医もなかなか有効な対応ができなかったのですが、現在では、学校、職場、家庭、それぞれの理解が得やすくなり、当事者の社会適応の困難さも軽減《けいげん》され、その結果、精神的サポートも行いやすくなりました。

いっぽうで、必ずしも、プラスとばかり言えない影響もあります。たとえば、戸籍変更のために、性別適合手術を望むものがでてきていることです。

性別適合手術は、生殖能力《せいしょくのうりょく》を失わせる手術であり、その実施に当たっては、倫理的観点《りんりてきかんてん》から慎重《しんちょう》さが求められ、医学的必要性の高いものにのみ行うべきなのはいうまでもありません。しかし、特例法により「戸籍を変更したいから手術をしたい」と望むものが現れています。たとえば、FTMの場合、乳房切除術《にゅうぼうせつじょじゅつ》とホルモン療法を行い、社会的に男性として生活している人も少なくありませんが、そういった人が、特例法ができたことにより、男性への戸籍変更を望むために、子宮卵巣《しきゅうらんそう》摘出術《てきしゅつじゅつ》や、陰茎形成術《いんけいけいせいじゅつ》を求めるという例が実際に現れてきています。当事者の側から考えれば、「手術さえすれば戸籍上も望みの性別で生きていける」と考えるのも無理もない気もします。しかし、当事者以外の周囲の人々や社会が、「手術すれば、戸籍変更できるのだから、すればいい」と考えて、当事者を手術に追い込むことがあれば、大変問題なことだと思います。

また、ガイドラインに沿わずに治療を受ける人が増えているということもあります。

特例法では、必ずしもガイドラインに沿っていなくても、戸籍の変更が可能です。このため、ガイドラインに沿わずに治療を行うものが増えているという印象があります。具体的には、精神科医二名による、十分な診断やカウンセリングを受けないまま、すぐに海外等で性別適合手術を受け、その後に精神科医を受診し、戸籍変更申し立てのための診断書を求めるケースなどです。果たして本当に性同一性障害だったのか、あるいはそうだとしても、手術の適応《てきおう》だったのか、精神科医が判断しようにも、すでに手術は終わっているのです。

日本の現状として、タイなどの海外のほうが、治療費も安く済むということもあり、海外で手術する人も多くいます。そういった人たちの場合、ガイドラインにそっているとはいえません。経済的負担を考えると、ガイドラインに沿わず、海外で手術することを一概《いちがい》に非難できるものでもありません。ただやはり、ガイドラインは、当事者によりよい治療をという考えで、医療者が作成しているものですし、ガイドラインにほぼ沿った形に近く、海外で手術を受けることも可能となりつつありますので、できるだけ沿っていただけたらと思います。

影響の最後になりますが、治療目標が単純化してきているということもあります。

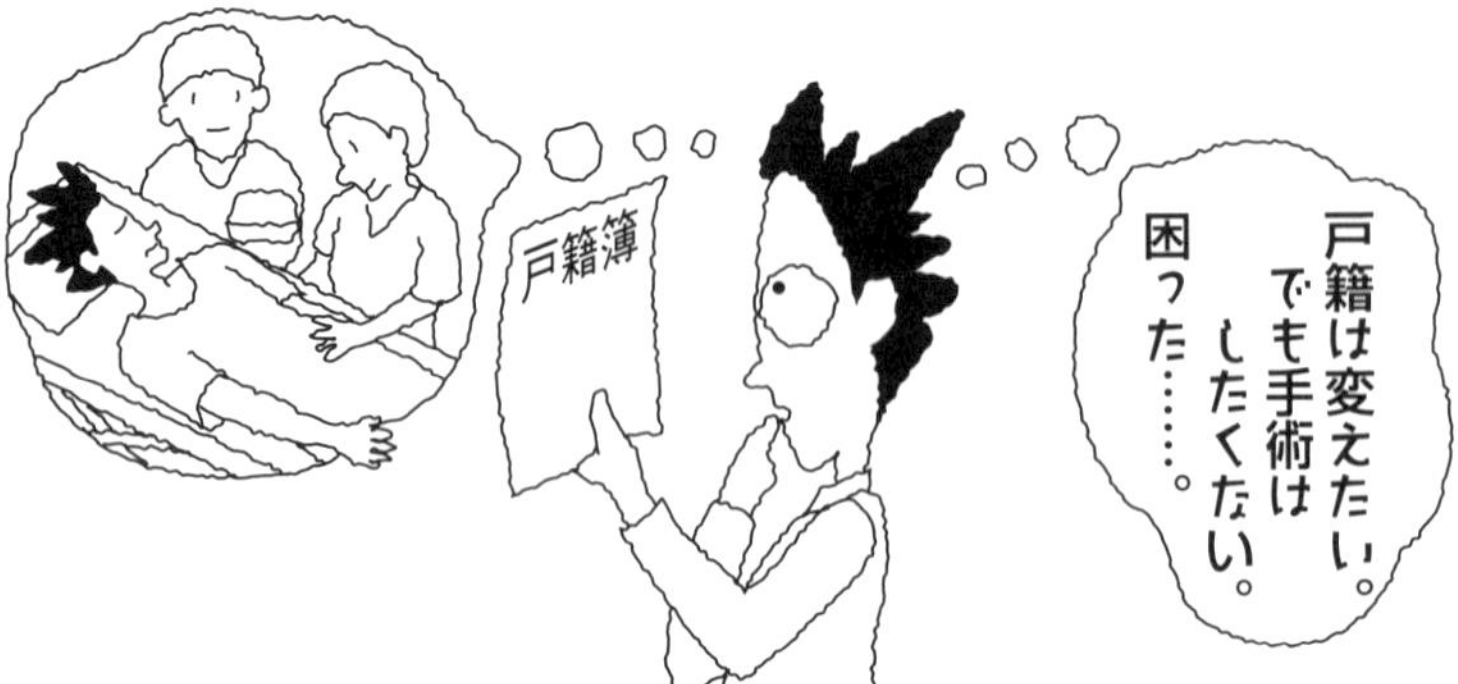
戸籍簿
戸籍は変えたい。
でも手術はしたくない。
困った……。

性別違和を訴える人は、実際にはその程度や性質は様々です。また、それぞれの抱える家族的、社会的背景も多種多様《たしゆたよう》です。ですから、その治療目標は、一人一人で異なるものと本来なるべきです。しかしながら、特例法により、「性別適合手術を行い、性別変更を行う」ことのみが、理想的かつ最終的な治療目標として、当事者、医療従事者《いりようじゆうじしや》、社会が抱いている風潮《ふうちよう》が出現してきている気がします。そのため、本来その時点でその人に適切と思われる現実的な治療目標と大きく乖離《かいり》してしまい、苦悩《くのう》を増大させているケースも認められます。

以上のように、特例法により、さまざまな影響がもたらされているのです。

（針間克己）

Q48 当事者の「性と生殖に関わる権利」は保障されていますか？

子どもがいたり、生殖機能が残っていたりすると性別の変更はできないと聞きました。当事者で子どもがほしいと考える人はいないのでしょうか？

子を持つという選択

性同一性障害をもつ人の中には、出生上《しゅつしょうじょう》の性に違和感を覚え、それとは反対の性で生きたい、もしくは身体の特徴を変えたいと願う人が数多くいます。このことから、子どもをつくる能力は当事者にとって疎《うと》ましいものであり、子どもを持ちたいと考える当事者はいないだろう、あるいは子どもを持ちたいと思う当事者は、性別への違和感が少ないのだろうと思われるかもしれません。

しかし、自分の子をもうけたい、あるいは子育《こそだ》てに関わりたいと願う気持ちは、男性にも女性にも共通するものです。たとえ、男性としての、あるいは女性としての身体的機能が本人にとって疎ましいものであったとしても、そのことと「子を授《さず》かりたい」と思う気持ちは別の問題だと考えるべきでしょう。

一方で特例法は、性別変更について、子を持つことに関連した二つの要件を定めています。「三　現に未成年の子がいないこと」と、「四　生殖腺がないこと又は生殖腺の機能を永続的に欠く状態にあること」です。つまり、性別変更が認められるのは、生殖機能がなく、未成年の子どもがいない場合に限られます。

次のような場合を考えてみましょう。十代、二十代の若い当事者が、出生上の性に対する違和感に悩み、性別の移行を模索《もさく》していたとします。特例法の存在は、このような若者にとって大きな助けとなります。学生のうちに法的な性別を変更すれば、一生を左右する就職で不利益《ふりえき》を被《こうむ》ることはなく、身分証を出すたびに好奇《こうき》の目にさらされるようなこともなくなるでしょう。しかし、そのためには、子どもを作ってはならず、生殖能力も放棄《ほうき》する必要があります。すなわち、「不利益を被る生活を続けるか、それとも、一生を通じて自らの生物学的な子をもつことをあきらめるか」といった選択が求められることになります。一般の若者であれば、このような二者択一を要求されるようなことはありません。特例法は、当事者が不当な差別を受けずに生活できる可能性を示しました。ただし、上記のような要件が、若い当事者に対して子をもつことの放棄を促すような圧力をもたらしていることには注意する必要があります。

性と生殖に関わる権利

「性と生殖に関わる権利」とは「リプロダクティブ・ライツ」の訳で、一九九四年に開かれた国際人口・開発会議（ＩＣＰＤ）の採択《さいたく》がもとになっています。この採択では、全ての人々が満ち足りた安全な性生活を営《いとな》めること、また、生殖のため

国際人口・開発会議（ＩＣＰＤ）

人口政策を考えるために、エジプトのカイロで世界一七九国の代表が集まって開催されたもので、生殖について個人の健康と選択の権利を保障することが人口問題の解決につながるという観点から、二〇一五年までの二十年間にわたる行動計画を定めています。

リプロダクティブ・ライツ

一般には、リプロダクティブ・ヘルス／ライツ（性と生殖に関わる健康と権利）と記されることが多く、その内容は、ＩＣＰＤの行動計画の第7章に記載されています。この行動計画は国連人口基金（ＵＮＦＰＡ）のウェブサイトから参照できます。

http://www.unfpa.org/icpd/icpd_poa.htm

の能力と、いつ、どのようにそれを行うかを決める自由を持つことが求められています。

ところが、特例法の規定では、当事者が性別変更を望む限り、自らの生殖能力を放棄する必要があります。このことは、どのように考えたらよいのでしょうか。人によっては、「性別変更をあきらめれば、自分の子を持つこともできるのだから、権利が否定されているとは言えない」、または「性別変更まで認められたのに、その上子どもがほしいなどと言うのはわがままだ」と考えるかもしれません。しかし、性別の移行は、本人にとって「選択の余地《よち》のない選択」であり、生きる上での性別を、社会的な損得で選んでいるわけではありません。

なお、性同一性障害の治療について国際的な学会が示すガイドラインでは、リプロダクティブ・ヘルス（性と生殖の健康）という項目を設け、次のような内容を記しています。

・ホルモン療法や性別適合手術を受けた人が、生物学的な親になれないことを悔《く》やむケースがある。
・ホルモン療法を開始する前に、ＭＴＦは精子を保存するという選択肢《せんたくし》を知らされるべきであり、精子バンクなどの利用について考慮《こうりょ》するよう勧《すす》められるべきである。
・ＦＴＭの選択肢には、卵母細胞または受精卵《じゅせいらん》の凍結保存が含まれ得る。

国際的な学会が示すガイドライン

ＷＰＡＴＨ（旧ハリー・ベンジャミン性別違和症学会）によるStandards of Care（第七版）。なお旧版（第六版）については、東優子・針間克己「性同一性障害の治療とケアに関する基準（ＳＯＣ）」臨床精神医学（第三十巻第七号）で日本語訳を参照できます。

精子バンク

採取した精子を凍結し保存する施設。日本では不妊治療で利用されることが多い一方、米国では、独身の女性や同性のカップルが子をもつために利用することも多くなっています。

ＦＴＭからの卵子提供の可能性

二〇〇四年七月の政府「総合科学技術会議」による「ヒト胚の取扱いに関する基本的考え方」最終報告書

残念ながら、日本のガイドラインには同様の項目がありません。これには、一般の生殖医療に関わる国内事情も反映しているでしょう。生殖医療への抵抗が根強い背景には、技術的な問題だけでなく、血縁関係や家族のあり方が変化していくことへの恐れがあるように思われます。なお、その一方で、再生医療や不妊治療の研究に使われる卵子を確保する手段として、性別適合手術を受けるＦＴＭからの提供が期待されていることにも言及《げんきゅう》しておきたいと思います。その成果は、当事者のＱＯＬ（生活の質）の向上にも資するものであるべきでしょう。

世界に目を向けてみると、同性間《どうせいかん》の婚姻を認める国や、同性のカップルが共同で親権《しんけん》を持つことを認める国もあります。全米小児医学会《ぜんべいしょうにいがくかい》は、両親が同性であっても子どもに混乱はなく、心理的な発達は「家族の構造」ではなく「家族の関係」に影響されると指摘しています。親の性別よりも、愛情やコミュニケーションの有無の方が重要だという観点には納得がいきます。社会の発展に伴《ともな》って家族のあり方が多様化していくのは必然《ひつぜん》であり、欧米では法制度もこれを認めていく方向にあるといって良いでしょう。

また、イギリスやスペインのように、性別変更にあたって性別適合手術を要件としない立法を行う国が増えてきたことにも注目すべきです（Ｑ32）。ドイツの連邦憲法裁判所は、それまで性別変更の要件として定められていた、生殖不能と性別適合手術という二つの要件を違憲と判断しました（Ｑ50）。医学的に「健康」な体

に記されています。

同性間の婚姻、同性カップルの親権

杉浦郁子・野宮亜紀・大江千束（編）『パートナーシップ―生活と制度　結婚・事実婚・同性婚』緑風出版（二〇〇七年）（→一二一頁）

生殖医療

性同一性障害と生殖医療との関係では、第三者の精子を用いた人工授精（ＡＩＤ）で子を設けた場合の扱いも問題となっています。これについては、Ｑ49を参照してください。

にメスを入れ、不可逆的に生殖能力を失わせたり、生涯に渡る健康上のリスクを負わせることが法律上の要件として適切であるのかといった問題は、日本においても検討されるべきでしょう。

これらの観点から、性同一性障害をもつ人の「性と生殖の権利」をどう考えていくべきかは、今後、真剣に議論されるべき課題であると思います

（野宮亜紀）

Q49 FTMの妻が人工授精で子を産んだ場合には、その子は嫡出子なの？

FTMが特例法の要件を全て満たし、戸籍上も男性になり、結婚しました。この妻となった女性が人工授精で子を産んだ場合、その子は夫婦間の嫡出子ですか。

二〇一〇年一月一〇日の朝日新聞の報道によれば、FTM（現在の戸籍では男性）の配偶者（女性）が人工授精で産んだ子の出生届を提出しようとしたところ、非嫡出子の出生届として受理すると言われました。その後、法務大臣が再検討を表明したが、結局、非嫡出子の出生届として受理されたようです（子の戸籍の父親欄が空欄）。

このFTMは、子の父の欄に自分の名を記載することを行政当局に求めました。しかし、東京家庭裁判所二〇一二年一〇月三一日審判および東京高等裁判所二〇一二年一二月二六日決定は、この申立を認めませんでした（二〇一三年二月現在、最高裁に上告中）。

夫以外の第三者の男性から精子の提供を受けて、妻を妊娠・出産させるのが、AIDといわれるものです。わが国では、戦後間もなく、慶応大学付属病院で始められたといわれており、すでに一万人以上の子が生まれていると言われています。

人工授精と体外受精

微妙な漢字の違いに気がつかれたでしょうか。「ジュ」の漢字が少し違うのです。男性側に問題がある場合に行われるのが人工授精です。女性側に問題がある場合に行われるのが体外受精です。

AIHとAID

AIH（artificial insemination by husband）は夫の精子を用いる人工授精を意味し、AIDは（artificial insemination by donor）夫以外の男

AIDの場合の特例法

ＡＩＤで生まれた子については、法的な問題があります。子は、生物学的に夫の子でないことは明白です。そこで、諸外国では、妻がＡＩＤを受けることに同意した夫は、妻が生んだ子が自分の子ではないことを主張することができないという規定を置いています。諸外国の特別規定は、妻がＡＩＤで産んだ子は夫の子であることを確立するために置かれており、それを否定するために置かれているのではないという考えからです。

日本でも、古くから、民法学者が中心となって、諸外国の特別規定を紹介し、日本でも、妻がＡＩＤで産んだ子について、嫡出否認の訴えを禁止または制限する方向での立法の必要性が主張されてきました。しかし、結局、日本では、ＡＩＤについて、何ら規定されることなく、六〇年近くの間、放置されてきました。つまり、妻がＡＩＤを受けることに同意した夫について、嫡出否認の訴えを制限する規定は置かれなかったのです（民法七七四条〜七七八条参照）。

形式審査主義

戸籍上の届け出を受理するか否かの判断に関しては、戸籍事務管掌者は、当事者の生活実態について調査せず、戸籍や書類上の記載に基づいて形式的に審査してきました。

婚姻届の場合であれば、戸籍及び婚姻届の記載に基づいて、書類上、明らかな

性の精子を用いる人工授精を意味します。

誰にAIDを認めるか

日本では、法的に婚姻をしている夫婦の妻に限ってＡＩＤが認められます。これに対して、内縁（事実婚上）の妻（法的には婚姻していない）でもよいとする国もあります。さらに、独身女性でも、よいとする国もあります。

ことだけしか審査をしないという主義です。不適齢婚かどうか、重婚かどうか、再婚禁止期間が満了しているかどうかなどは、戸籍上の記載だけに基づいて判断することができます。これに対して、当事者が実際に同居しているか、性交が可能か、性交しているかなどについては審査しないのです。

出生届の場合であれば、戸籍及び出生届の記載に基づいて、書類上、明らかなことだけしか審査をしないということです。子が非嫡出子であるか、嫡出子であるかは、戸籍上の記載と、民法七七二条の規定を適用して判断されます。

父子関係について、父と子の血液型、DNA型が一致するかどうか、夫と妻が性交したか、夫の精子の数は妻を妊娠させるに十分か、妻がAIDによって妊娠・出産したかなどについては、審査されないのです。生まれた子の性別について、子の性染色体がXXであるかXYであるかなどということも、調査しないのです。

ただ、夫が性同一性障害者であった場合には、戸籍に印字される情報を超えて、戸籍事務管掌者には、夫が元女性であり、性同一性障害特例法に基づき、女性から男性に性別表記を変更したという事実が簡単に分かる仕組みになっています。したがって、妻がAIDで妊娠したか否かなどの実質的な審査をしなくても、元女性であった夫が妻を妊娠・出産させられる生物学的な可能性がないことは、戸籍事務管掌者には分かるのです。

このため、法務省は、夫が元女性であり、性同一性障害特例法に基づき、女性

民法七七二条

①妻が婚姻中に懐胎した子は、夫の子と推定する。

②婚姻の成立の日から二百日を経過した後又は婚姻の解消若しくは取消しの日から三百日以内に生まれた子は、婚姻中に懐胎したものと推定する。

から男性に性別表記を変更したと場合において、その妻が出産した子は、生物学的に夫の子であるはずはなく、民法七七二条の適用はなく、非嫡出子として出生届を受理すべきであるとしているのです。

しかし、国家あるいは公務員が、このような細かな家庭の事情にまで関与・干渉することは問題であろうと考えます。

家庭の平和

元来、戸籍事務に関する形式審査主義には、国家あるいは公務員が各家庭の事情に過度に介入・干渉しないという良い面があります。夫婦には、他人には知られたくない様々な事情を抱えている場合がありえます。妻が不貞をした。夫がインポテンツである。夫婦仲が悪い。夫あるいは妻が同性愛者である。妻が不妊治療を受けている。夫が無精子症である。妻がＡＩＤで子を妊娠・出産した――などです。

戸籍事務管掌者は、各夫婦の様々な事情について考慮することなく、夫婦間に生まれた子について、民法七七二条の規定に基づき、嫡出子としての出生届を受理してきたのです。これまで、一万人以上に達するといわれるＡＩＤで生まれた子は、当然、嫡出子として、出生届が受理されてきたのです。

このような態度は、生物学的な親子でない者を親子とすることがあっても、国家が各夫婦・各家庭の事情に干渉しないという優れた面があります。養子制度は、生物学的な親子でない者を親子とする制度です。法的な制度においては、生物学的な親子関係の確定のみが優先すべき唯一の基準ではないのです。

夫が性同一性障害者の場合についてだけ、生物学的な観点を優先させ、他の夫婦の場合と異なる処遇をするのは、差別的な取扱であろうと考えます。

養子縁組など

法務省は、非嫡出子として出生届を提出した後に、子と夫との間で養子縁組をするように助言しているようです。確かに、子と夫が養子縁組をすれば、扶養、親権、相続など、法的には子が特に不利益を被る問題はなくなります。また、子について、無戸籍状態であっても、市区町村では、住民票を作成し、国民健康保険、各種の社会保障の面でも配慮しているようです。したがって、法的に有利か不利かという実益の問題ではなくなってきています。

問題の明確化

問題は、夫がＦＴＭである場合、その妻がＡＩＤで産んだ子は、嫡出子か、非嫡出子かという理論的・象徴的問題に絞られてきたのです。

当事者の心情に即して表現すれば、「国は、オレを男として認めてくれたのに、なんで、（妻がＡＩＤを受けることに同意した）他の男と同じように扱ってくれないのか」ということでしょう。

当事者の方々から質問されることがあります。「立法運動の過程で、この問題に

特別養子

特別養子を推奨する意見がありま す。しかし、特別養子は、家庭裁判所が審判によって成立させるものであり、様々な厳しい要件を満たさなければならないので、その成立は必ずしも容易ではありません（民法八一七条の二〜八一七条の一一参照）。

気がつかなかったのですか」。わたしの答え。「こういう問題がありうるということには気が付いていましたが、法務省がよもや婚姻している妻が非嫡子を産んだという戸籍上の処理をせよと主張するなどとは、想定しませんでした。法務省の対応は、想定外でした。子無し要件を入れろという法務省の主張とならんで、法務官僚の人権感覚は、わたしの想定の枠を超えています」。

（大島俊之）

Q50 今後の制度的な改善はどのようにすべきですか?

特例法が施行されて、十年近くたちましたが、まだまだ色々な問題が残っていることがわかりました。今後どのように改善していくべきでしょうか?

すでに述べたことと重複する部分もありますが、いくつかの点について述べたいと思います。

1 「現に未成年の子がいないこと」という要件の削除

特例法の制定時に、最も批判されていたのは、「現に子がいないこと」という規定でした。性同一性障害者の中には、子を持つ者もいる。そこで、特例法の付則には、施行後三年を目途として、検討を加え、必要な場合には所要の措置を講じるものとする旨が規定されていた。この付則の規定について、多くの関係者は、三年後に「現に子がいないこと」という規定について見直すという意味であると理解していました。

未成年者であっても、女性は一六歳以上、男性は一八歳以上であれば、婚姻することができます(父母の同意が必要)。未成年者が婚姻した場合には、民法七五三条の規定によって、成年に達したものとみなされます。この制度を成年擬制といいます。この成年擬制の制度は、改正された特例法にも適用されると考えられています。したがって、性同一性障害者が未成年の子を持っていても、子が婚姻すれば、未成年の子がいないことになるわけです。

東京家裁二〇〇九年三月三〇日審判は、次のような事例です。MTFが、一六歳になったばかりの娘を、四〇歳代の男性と婚姻させた。そして、二人は、婚姻届の提出後、数日で離婚しました（離婚した後も、成年擬制の効果は継続すると考えられています）。そして、MTFは、改正法が施行されるその日に、自己の性別表記の変更を求めました。しかし、この事件では、裁判所は、中立権の濫用であるとして、性別表記の変更を認めませんでした。

特例法の制定当時から、筆者は、「現に子がいないこと」という要件を設けるべきではないと主張していました。改正法の「現に未成年の子がいないこと」というのは、一歩前進ではあるのですが、上に紹介したような事例を誘発させてしまいました。諸外国の特別法にはないこの要件を削除することが望ましいと考えています。

2　中解決の必要性

性同一性障害という診断を受けているが、性別適合手術を終えていない当事者がいます。①当事者が手術を希望しない場合、②当事者本人は手術を希望しても、身体の状態から手術ができない場合、③医療保険が適用されないために高額な（数百万円といわれる）手術費用を工面することができない場合、④現在、手術を待っている場合など考えられます。

このような当事者は、特例法三条一項四号および五号の要件を満たしていないので、戸籍の性別表記の変更が認められません。しかし、実際には、望みの性別で社会生活を送っている人が多いのです。このような当事者の各種文書の性別表記を元の性別のままで放置しておくことは、当人の社会生活を著しく困難にします。

このような当事者に対して、戸籍上の性別表記は変更せずに、住民票、パスポート、健康保険証などの性別表記の変更を許可するという道を開くべきではないでしょうか（日本の運転免許証には性別表記がない）。筆者は、このような問題解決の方法を「中解決」と称しています。なお、戸籍上の性別表記の変更を「大解決」と称し、名の変更の許可を「小解決」と称しています。

アメリカ合衆国国務省とか、オーストラリア外務省は、パスポート上の性別表記の変更に関する要望については、出生証明書上の性別表記の変更と比較して、柔軟に対応しています。

ドイツでは、二〇〇七年に旅券法が改正され、旅券法四条一項の第三文と第四文がこんな規定になりました。「性別の表記は、住民登録簿の記載に基づき行われる。第三文の規定にもかかわらず、トランスセクシュアル法の第一条の規定に基づいて、裁判所の決定によって名が変更された場合には、申請に基づき、旅券上には、出生登録の際の性別とは異なる性別を表記すべきものとする」。

「中解決」を採用すれば、同一の当事者について、複数の文書間で異なる性別を表記することになります。たとえば、戸籍では「長男」だが、パスポートの性別欄はFということになります。一貫した制度という体系美学を重視する日本の公務員には、こうした処理を心理的に受けいれない人が圧倒的に多いのです。頭が固いからです。

しかし、女性の外見で外国に出かける日本人にFと表記したパスポートを交付することが、「旅券の所持人を通路故障なく旅行させ」ることになるのです（パスポートの記載）。国民のために法制度があるのであって、法制度のために国民がいるのではないのです。公務員は国民に奉仕すべき存在なのです。現行の法制度によって激しい苦痛を受けている国民がいる以上、それを緩和するように法制度を運用すべきなのです。それが公務員の責務《せきむ》だとわたしは考えます。「中解決」の採用は、緊急に必要です。

3 「現に婚姻していないこと」という要件についての再検討

現在の日本では、同性カップルの婚姻が認められていません。このため、特例法三条一項二号において、「現に婚姻していないこと」という要件が規定されています。現状では、この規定には、一応の妥当性は認められるでしょう。しかし、将来、同性愛の同性カップルに同性婚が容認されるようになれば、この要件は不要となるはずです。

現在、いわゆる先進国の多くの国では、同性愛の人々に対して、同性婚、パートナーシップ法、あるいはシヴィル・ユニオン法が制定されています。あるいは制定に向けた動きがあります。

わが国においても、中期的には、同性愛カップルにどのような法的保護を認めるべきかについて検討する際には、特例法の「現に婚姻していないこと」という要件の妥当性についても、再検討すべきでしょう。

ドイツおよびオーストリアでは、次のような解決方法が採用されました。ドイツ連邦憲法裁判所二〇〇八年五月二七日決定は、婚姻していないことを要件とするトランスセクシュアル法八条一項二号を違憲としました。これに応じて、二〇〇九年のトランスセクシュアル法改正法は、八条一項二号を削除し、あわせて、九条の一部を改正しました。

オーストリアでは、連邦内務省の一九九六年一一月二七日の回状は、婚姻していないことを要件としていました。しかし、連邦憲法裁判所二〇〇六年七月八日判決は、この要件を違法であると判断しました。そして、一九九六年の回状そのものを廃止しました。

つまり、ドイツおよびオーストリアでは、性同一性障害の人に限定して、同性婚を容認するのです。

4　性別適合手術を受けていることという要件

欧米の多くの国は、一九七〇年から一九八〇年に掛けて、性同一性障害に関する特別法を制定しました。これらの国々の特別法では、性別適合手術を受けていることという要件が規定されています。これに対して、イギリスとスペインは、二一世紀になってから立法をしました。これら両国の特別法の大きな特徴は、当事者が性別適合手術を受けていることを性別表記の変更・訂正の要件としていないことです。また、オーストリアとドイツでは、二一世紀になってから、判例によって、同様の立場が採用されました。

①二〇〇四年のイギリス法

イギリスの特例法の性別適合手術に関連する要件は、次のようなものです。①直近の過去二年間以上、「獲得された性別」で生活していること（二条一項(B)号）。②残りの人生を「獲得された性別」で生活するという意思を有していること（二条一項(C)号）。③性的な特徴を変更することを目的とする治療を受けていたこと、現に受けていること、または受ける予定であること（三条三項）。ただし、ホルモン療法あるいは性別適合手術を受けていることは要件とされていない。

②二〇〇七年のスペイン法

スペインは、二〇〇七年に、性同一性障害者の性別表記の訂正を認めるための特別法を制定しました。この特別法は、一九五七年制定の身分登録法の五四条を改正したものです。

この特別法の制定以前から、スペインの判例は、性同一性障害者の性別表記の訂正を認めていました。しかし、性別適合手術を受けていることが必要でした（スペイン最高裁二〇〇二年九月六日判決）。また、スペインの判例は、新しい性別に属する者としての婚姻を認めないという態度をとっていました。最後の点は、二〇〇一年一月三一日の身分登録長官の決定によって、態度が変更され、新しい性別に属する者としての婚姻が認められるようになりました。

希望する性別の身体的な特徴を獲得することを目的とする医学的な治療を二年以上受けていなければなりません。ただし、性別適合手術を受けていることまでは要件とされていません。二年以上医学的治療を受けているという要件は、年齢上の理由、健康上の理由から治療を受けることができないときは、免除されます。

③オーストリア法

オーストリア連邦内務省の二〇〇七年一月一二日の回状では、通常、性別適合手術は必要とされていました。しかし、行政最高裁判所二〇〇九年二月二七日は、他の性別に属するという心的な要素が不可逆的であり、他の性別の外観に明らかに近似する場合には、性別適合手術は不要であるとしました。また、オーストリア連邦憲法裁判所二〇〇九年一二月三日判決は、行政官庁が、性別適合手術の鑑定書の提出を唯一の証明方法として強制したことを違法と判断し、官庁には、自らが、申請者の他の性別に属するという心的な要素が不可逆的であり、他の性別の外観に明らかに近似しているか否かについて調査すべき義務がある、としました。

当事者の外見が問題とされ、それについて公務員が判断するというオーストリアの制度には、疑問を感じます。

④ドイツ法

ドイツ連邦憲法裁判所二〇一一年一月一一日決定は、トランスセクシュアル法の生殖不能要件（八条一項三号）および性別適合要件（八条一項四号）を違憲としました。

（大島俊之）

プロブレムQ&A

資料

釧路家庭裁判所標津出張所	086-1632	北海道標津郡標津町北2条西1丁目1-17	0153-82-2046
高松高等裁判所管内			
高松家庭裁判所	760-8585	香川県高松市丸の内2-27	087-851-1531
高松家庭裁判所丸亀支部	763-0034	香川県丸亀市大手町3-4-1	0877-23-5340
高松家庭裁判所観音寺支部	768-0060	香川県観音寺市観音寺町甲2804-1	0875-25-2619
高松家庭裁判所土庄出張所	761-4121	香川県小豆郡土庄町淵崎甲1430-1	0879-62-0224
徳島家庭裁判所	770-8528	徳島県徳島市徳島町1-5	088-652-3141
徳島家庭裁判所阿南支部	774-0030	徳島県阿南市富岡町西池田口1-1	0884-22-0148
徳島家庭裁判所美馬支部	779-3610	徳島県美馬市脇町大字脇町1229-3	0883-52-1035
徳島家庭裁判所池田出張所	778-0002	徳島県三好郡池田町マチ2494-7	0883-72-0234
徳島家庭裁判所牟岐出張所	775-0006	徳島県海部郡牟岐町大字中村字本村54-2	0884-72-0074
高知家庭裁判所	780-8558	高知県高知市丸ノ内1-3-5	088-822-0340
高知家庭裁判所須崎支部	785-0010	高知県須崎市鍛冶町2-11	0889-42-0046
高知家庭裁判所安芸支部	784-0003	高知県安芸市久世町9-25	0887-35-2065
高知家庭裁判所中村支部	787-0028	高知県四万十市中村山手通54-1	0880-35-4741
松山家庭裁判所	790-0006	愛媛県松山市南堀端町2-1	089-945-5000
松山家庭裁判所大洲支部	795-0012	愛媛県大洲市大洲845	0893-24-2038
松山家庭裁判所西条支部	793-0023	愛媛県西条市明屋敷165	0897-56-0696
松山家庭裁判所今治支部	794-8508	愛媛県今治市常盤町4-5-3	0898-23-0010
松山家庭裁判所宇和島支部	798-0033	愛媛県宇和島市鶴島町8-16	0895-22-1133
松山家庭裁判所愛南出張所	798-4131	愛媛県南宇和郡愛南町城辺甲3827	0895-72-0044

秋田地方家庭裁判所大館支部	017-0891	秋田県大館市中城 15	0186-42-0071
秋田家庭裁判所大館支部	017-0891	秋田県大館市中城 15	0186-42-0071
秋田家庭裁判所鹿角出張所	018-5201	秋田県鹿角市花輪字下中島 1-1	0186-23-2262
秋田家庭裁判所横手支部	013-0013	秋田県横手市城南町 2-1	0182-32-4130
秋田家庭裁判所大曲支部	014-0063	秋田県大曲市日の出町 1-20-4	0187-63-2033
秋田家庭裁判所角館出張所	014-0314	秋田県仙北郡角館町岩瀬字小館 77-4	0187-53-2305
青森家庭裁判所	030-8523	青森県青森市長島 1-3-26	017-722-5351
青森家庭裁判所弘前支部	036-8356	青森県弘前市大字下白銀町 7	0172-32-4321
青森家庭裁判所八戸支部	039-1166	青森県八戸市根城 9 丁目 13 番 6 号	0178-22-3104
青森家庭裁判所五所川原支部	037-0044	青森県五所川原市字元町 54	0173-34-2927
青森家庭裁判所十和田支部	034-0082	青森県十和田市西二番町 14-8	0176-23-2368
青森家庭裁判所むつ出張所	035-0073	青森県むつ市中央 1-1-5	0175-22-2712
青森家庭裁判所野辺地出張所	039-3131	青森県上北郡野辺地町字野辺地 419	0175-64-3279
札幌高等裁判所管内			
札幌家庭裁判所	060-0042	北海道札幌市中央区大通西 12 丁目	011-221-7281
札幌家庭裁判所岩見沢支部	068-0004	北海道岩見沢市 4 条東 4 丁目	0126-22-6650
札幌家庭裁判所室蘭支部	050-0081	北海道室蘭市日の出町 1-18-29	0143-44-6733
札幌家庭裁判所小樽支部	047-0024	北海道小樽市花園 5-1-1	0134-22-9157
札幌家庭裁判所滝川支部	073-0022	北海道滝川市大町 1-6-13	0125-23-2311
札幌家庭裁判所浦河支部	057-0012	北海道浦河郡浦河町常盤町 19 番地	0146-22-4165
札幌家庭裁判所岩内支部	045-0013	北海道岩内郡岩内町字高台 192-1	0135-62-0138
札幌家庭裁判所苫小牧支部	053-0018	北海道苫小牧市旭町 2-7-12	0144-32-3295
札幌家庭裁判所夕張出張所	068-0411	北海道夕張市末広 1-92-16	0123-52-2004
札幌家庭裁判所静内出張所	056-0005	北海道静内郡静内町こうせい町 2-1-10	0146-42-0120
函館家庭裁判所	040-8602	北海道函館市上新川町 1-8	0138-38-2370
函館家庭裁判所江差支部	043-0043	北海道江差町本町 237	0139-52-0174
函館家庭裁判所松前出張所	049-1501	北海道松前町建石 48	0139-42-2122
函館家庭裁判所八雲出張所	049-3112	北海道八雲町末広町 184	0137-62-2494
函館家庭裁判所寿都出張所	048-0401	北海道寿都町新栄町 209	0136-62-2072
旭川家庭裁判所	070-8641	北海道旭川市花咲町 4 丁目	0166-51-6251
旭川家庭裁判所名寄支部	096-0014	北海道名寄市西 4 条南 9	01654-3-3331
旭川家庭裁判所紋別支部	094-0006	北海道紋別市潮見町 1-5-48	0158-23-2856
旭川家庭裁判所留萌支部	077-0037	北海道留萌市沖見町 2	0164-42-0465
旭川家庭裁判所稚内支部	097-0002	北海道稚内市潮見 1-3-10	0162-33-5289
旭川家庭裁判所深川出張所	074-0002	北海道深川市 2 条 1 番 4 号	0164-23-2813
旭川家庭裁判所富良野出張所	076-0018	北海道富良野市弥生町 2-55	0167-22-2209
旭川家庭裁判所中頓別出張所	098-5551	北海道枝幸郡中頓別町字中頓別 166-5	01634-6-1626
旭川家庭裁判所天塩出張所	098-3303	北海道天塩郡天塩町新栄通 7	01632-2-1146
釧路家庭裁判所	085-0824	北海道釧路市柏木町 4-7	0154-41-4171
釧路家庭裁判所帯広支部	080-0808	北海道帯広市東 8 条南 9 丁目	0155-23-5141
釧路家庭裁判所網走支部	093-0031	北海道網走市台町 2 丁目 2-1	0152-43-4115
釧路家庭裁判所北見支部	090-0065	北海道北見市寿町 4 丁目 7-36	0157-24-8431
釧路家庭裁判所根室支部	087-0026	北海道根室市敷島町 2 丁目 3	01532-4-1617
釧路家庭裁判所本別出張所	089-3313	北海道中川郡本別町柳町 4	0156-22-2064
釧路家庭裁判所遠軽出張所	099-0403	北海道紋別郡遠軽町 1 条通北 2 丁目 3-25	0158-42-2259

宮崎家庭裁判所	880-8543	宮崎県宮崎市旭 2-3-13	0985-23-2261
宮崎家庭裁判所日南支部	889-2535	宮崎県日南市飫肥 3-6-1	0987-25-1188
宮崎家庭裁判所都城支部	885-0075	宮崎県都城市八幡町 2-3	0986-23-4131
宮崎家庭裁判所延岡支部	882-8585	宮崎県延岡市東本小路 121	0982-32-3291
宮崎家庭裁判所日向出張所	883-0036	宮崎県日向市南町 8-2	0982-52-2211
宮崎家庭裁判所高千穂出張所	882-1101	宮崎県西臼杵郡高千穂町大字三田井 118	0982-72-2017
那覇家庭裁判所	900-8603	沖縄県那覇市樋川 1-14-10	098-855-1000
那覇家庭裁判所沖縄支部	904-2194	沖縄県沖縄市知花 6-7-7	098-939-0017
那覇家庭裁判所名護支部	905-0011	沖縄県名護市字宮里 451-3	0980-52-2642
那覇家庭裁判所平良支部	906-0012	沖縄県宮古島平良字西里 345	09807-2-3428
那覇家庭裁判所石垣支部	907-0004	沖縄県石垣市字登野城 55	09808-2-3812
仙台高等裁判所管内			
仙台家庭裁判所	980-8637	宮城県仙台市青葉区片平 1-6-1	022-222-4165
仙台家庭裁判所大河原支部	989-1231	宮城県柴田郡大河原町字中川原 9	0224-52-2102
仙台家庭裁判所古川支部	989-6161	宮城県古川市駅南 2-9-46	0229-22-1694
仙台家庭裁判所石巻支部	986-0832	宮城県石巻市泉町 4-4-28	0225-22-0363
仙台家庭裁判所登米支部	987-0702	宮城県登米郡登米町寺池桜小路 105-3	0220-52-2011
仙台家庭裁判所気仙沼支部	988-0022	宮城県気仙沼市河原田 1-2-30	0226-22-6626
福島家庭裁判所	960-8112	福島県福島市花園町 5-38	024-534-6186
福島家庭裁判所相馬支部	976-0042	福島県相馬市中村字大手先 48-1	0244-36-5141
福島家庭裁判所郡山支部	963-8566	福島県郡山市麓山 1-2-26	024-932-5656
福島家庭裁判所白河支部	961-0074	福島県白河市郭内 146	0248-22-5555
福島家庭裁判所会津若松支部	965-8540	福島県会津若松市追手町 6-6	0242-26-5725
福島家庭裁判所いわき支部	970-8026	福島県いわき市平字八幡小路 41	0246-22-1321
福島家庭裁判所棚倉出張所	963-6131	福島県東白川郡棚倉町大字棚倉字南町 78-1	0247-33-3458
福島家庭裁判所田島出張所	967-0004	福島県南会津郡田島町大字田島字後原甲 3483-3	0241-62-0211
山形家庭裁判所	990-8531	山形県山形市旅篭町 2-4-22	023-623-9511
山形家庭裁判所新庄支部	996-0022	山形県新庄市住吉町 4-27	0233-22-0265
山形家庭裁判所米沢支部	992-0045	山形県米沢市中央 4-9-15	0238-22-2165
山形家庭裁判所鶴岡支部	997-0035	山形県鶴岡市馬場町 5-23	0235-23-6666
山形家庭裁判所酒田支部	998-0037	山形県酒田市日吉町 1-5-27	0234-23-1234
山形家庭裁判所赤湯出張所	999-2211	山形県南陽市赤湯 316	0238-43-2217
山形家庭裁判所長井出張所	993-0015	山形県長井市四ッ谷 1-7-20	0238-88-2073
盛岡家庭裁判所	020-8520	岩手県盛岡市内丸 9-1	019-622-3165
盛岡家庭裁判所花巻支部	025-0075	岩手県花巻市花城町 8-26	0198-23-5276
盛岡家庭裁判所二戸支部	028-6101	岩手県二戸市福岡字城ノ内 4-2	0195-23-2591
盛岡家庭裁判所遠野支部	028-0515	岩手県遠野市東舘町 2-3	0198-62-2840
盛岡家庭裁判所宮古支部	027-0052	岩手県宮古市宮町 1-3-30	0193-62-2925
盛岡家庭裁判所一関支部	021-0877	岩手県一関市城内 3-6	0191-23-4148
盛岡家庭裁判所水沢支部	023-0053	岩手県水沢市大手町 4-19	0197-24-7181
盛岡家庭裁判所久慈出張所	028-0022	岩手県久慈市田屋町 2-50-5	0194-53-4158
盛岡家庭裁判所大船渡出張所	022-0003	岩手県大船渡市盛町字宇津野沢 9-3	0192-26-3630
秋田家庭裁判所	010-8504	秋田県秋田市山王 7-1-1	018-824-3121
秋田家庭裁判所能代支部	016-0817	秋田県能代市上町 1-15	0185-52-3278
秋田家庭裁判所本荘支部	015-0001	秋田県本荘市出戸町字瓦谷地 21	0184-22-3916

福岡家庭裁判所甘木出張所	838-0061	福岡県甘木市大字菩提寺 571	0946-22-2113
佐賀家庭裁判所	840-0833	佐賀県佐賀市中の小路 3-22	0952-23-3161
佐賀家庭裁判所武雄支部	843-0022	佐賀県武雄市武雄町大字武雄 5660	0954-22-2159
佐賀家庭裁判所唐津支部	847-0012	佐賀県唐津市大名小路 1-1	0955-72-2138
佐賀家庭裁判所鹿島出張所	849-1311	佐賀県鹿島市大字高津原 3575	0954-62-2870
長崎家庭裁判所	850-0033	長崎県長崎市万才町 6-25	095-822-6151
長崎家庭裁判所大村支部	856-0831	長崎県大村市東本町 287	0957-52-3501
長崎家庭裁判所島原支部	855-0036	長崎県島原市城内 1-1195-1	0957-62-3151
長崎家庭裁判所佐世保支部	857-0805	長崎県佐世保市光月町 9-4	0956-22-9175
長崎家庭裁判所平戸支部	859-5153	長崎県平戸市戸石川町 460	0950-22-2004
長崎家庭裁判所壱岐支部	811-5133	長崎県壱岐市郷ノ浦町本村触 624-1	0920-47-1019
長崎家庭裁判所五島支部	853-0001	長崎県五島市栄町 1-7	0959-72-3315
長崎家庭裁判所厳原支部	817-0013	長崎県対馬市厳原町中村 642-1	0920-52-0067
長崎家庭裁判所諫早出張所	854-0071	長崎県諫早市永昌東町 24-12	0957-22-0421
長崎家庭裁判所新上五島出張所	857-4211	長崎県南松浦郡新上五島町有川郷 2276-5	0959-42-0044
長崎家庭裁判所上県出張所	817-1602	長崎県対馬市上県町佐須奈甲 639-22	09208-4-2037
大分家庭裁判所	870-8564	大分県大分市荷揚町 7-15	097-532-7161
大分家庭裁判所杵築支部	873-0001	大分県杵築市大字杵築 1180	0978-62-2052
大分家庭裁判所佐伯支部	876-0815	大分県佐伯市野岡町 2-13-2	0972-22-0168
大分家庭裁判所竹田支部	878-0013	大分県竹田市大字竹田 2065-1	0974-63-2040
大分家庭裁判所中津支部	871-0050	大分県中津市二ノ丁 1260	0979-22-2115
大分家庭裁判所豊後高田出張所	879-0606	大分県豊後高田市玉津 894	0978-22-2061
大分家庭裁判所日田支部	877-0012	大分県日田市淡窓 1-1-53	0973-23-3145
熊本家庭裁判所	860-0001	熊本県熊本市千葉城町 3-31	096-355-6121
熊本家庭裁判所玉名支部	865-0051	熊本県玉名市繁根木 54-8	0968-72-2384
熊本家庭裁判所山鹿支部	861-0501	熊本県山鹿市山鹿 280	0968-44-5141
熊本家庭裁判所阿蘇支部	869-2612	熊本県阿蘇市一の宮町宮地 2476-1	0967-22-0063
熊本家庭裁判所高森出張所	869-1602	熊本県阿蘇郡高森町高森 1385-6	0967-62-0069
熊本家庭裁判所御船出張所	861-3206	熊本県上益城郡御船町辺田見 1250-1	096-282-0055
熊本家庭裁判所八代支部	866-8585	熊本県八代市西松江城町 1-41	0965-32-2175
熊本家庭裁判所水俣出張所	867-0041	熊本県水俣市天神町 1-1-1	0966-62-2307
熊本家庭裁判所人吉支部	868-0056	熊本県人吉市寺町 1	0966-23-4855
熊本家庭裁判所天草支部	863-8585	熊本県天草市諏訪町 16-24	0969-23-2004
熊本家庭裁判所牛深出張所	863-1901	熊本県天草市牛深町鬼塚 2061-17	0969-72-2540
鹿児島家庭裁判所	892-8501	鹿児島県鹿児島市山下町 13-47	099-222-7121
鹿児島家庭裁判所名瀬支部	894-0033	鹿児島県奄美市名瀬矢之脇町 1-1	0997-52-5141
鹿児島家庭裁判所加治木支部	899-5214	鹿児島県姶良市加治木町仮屋町 95	0995-62-2666
鹿児島家庭裁判所知覧支部	897-0302	鹿児島県南九州市知覧町郡 6196-1	0993-83-2229
鹿児島家庭裁判所川内支部	895-0064	鹿児島県薩摩川内市花木町 2-20	0996-22-2154
鹿児島家庭裁判所鹿屋支部	893-0011	鹿児島県鹿屋市打馬 1-2-14	0994-43-2330
鹿児島家庭裁判所種子島出張所	891-3101	鹿児島県西之表市西之表 16275-12	09972-2-0159
鹿児島家庭裁判所屋久島出張所	891-4205	鹿児島県熊毛郡屋久町宮之浦 2445-18	09974-2-0014
鹿児島家庭裁判所徳之島出張所	891-7101	鹿児島県大島郡徳之島町亀津 554-2	0997-83-0019
鹿児島家庭裁判所大口出張所	895-2511	鹿児島県伊佐市大口市里 2235	0995-22-0247
鹿児島家庭裁判所指宿出張所	891-0402	鹿児島県指宿市十町 244	0993-22-2902

金沢家庭裁判所輪島支部	928-8541	石川県輪島市河井町 15 部 49-2	0768-22-0054
金沢家庭裁判所珠洲出張所	927-1297	石川県珠洲市上戸町北方い 46-3	0768-82-0218
富山家庭裁判所	939-8502	富山県富山市西田地方町 2-9-1	076-421-6131
富山家庭裁判所魚津支部	937-0866	富山県魚津市本町 1-10-60	0765-22-0160
富山家庭裁判所高岡支部	933-8546	富山県高岡市中川本町 10-6	0766-22-5151
富山家庭裁判所砺波出張所	939-1367	富山県砺波市広上町 8-24	0763-32-2118
広島高等裁判所管内			
広島家庭裁判所	730-0012	広島県広島市中区上八丁堀 1 番 6 号	082-228-0494
広島家庭裁判所呉支部	737-0811	広島県呉市西中央 4-1-46	0823-21-4992
広島家庭裁判所尾道支部	722-0014	広島県尾道市新浜 1-12-4	0848-22-5286
広島家庭裁判所福山支部	720-0031	広島県福山市三吉町 1-7-1	084-923-2806
広島家庭裁判所三次支部	728-0021	広島県三次市三次町 1725-1	0824-63-5169
山口家庭裁判所	753-0048	山口県山口市駅通り 1-6-1	083-922-1330
山口家庭裁判所周南支部	745-0071	山口県周南市岐山通り 2-5	0834-21-2610
山口家庭裁判所萩支部	758-0041	山口県萩市大字江向 469	0838-22-0047
山口家庭裁判所岩国支部	741-0061	山口県岩国市錦見 1-16-45	0827-41-0161
山口家庭裁判所下関支部	750-0009	山口県下関市上田中町 8-2-2	0832-22-4076
山口家庭裁判所宇部支部	755-0033	山口県宇部市琴芝町 2-2-35	0836-21-3197
山口家庭裁判所柳井出張所	742-0002	山口県柳井市山根 10 番 20 号	0820-22-0270
山口家庭裁判所船木出張所	757-0216	山口県宇部市大字船木 183	0836-67-0036
岡山家庭裁判所	700-0807	岡山県岡山市北区南方 1-8-42	086-222-6771
岡山家庭裁判所倉敷支部	710-8558	岡山県倉敷市幸町 3-33	086-422-1038
岡山家庭裁判所新見支部	718-0011	岡山県新見市新見 1222	0867-72-0042
岡山家庭裁判所津山支部	708-0051	岡山県津山市椿高下 52	0868-22-9326
鳥取家庭裁判所	680-0011	鳥取県鳥取市東町 2 丁目 223 番地	0857-22-2171
鳥取家庭裁判所倉吉支部	682-0824	鳥取県倉吉市仲ノ町 734 番地	0858-22-2911
鳥取家庭裁判所米子支部	683-0826	鳥取県米子市西町 62 番地	0859-22-2205
松江家庭裁判所	690-8523	島根県松江市母衣町 68 番地	0852-23-1701
松江家庭裁判所出雲支部	693-8523	島根県出雲市今市町 797 番地 2	0853-21-2114
松江家庭裁判所浜田支部	697-0027	島根県浜田市殿町 980 番地	0855-22-0678
松江家庭裁判所益田支部	698-0021	島根県益田市幸町 6 番 60 号	0856-22-0365
松江家庭裁判所西郷支部	685-0015	島根県隠岐郡隠岐の島町大字港町指向 5 番地 1	08512-2-0005
松江家庭裁判所雲南出張所	699-1332	島根県雲南市木次町木次 980 番地	0854-42-0275
松江家庭裁判所川本出張所	696-0001	島根県邑智郡川本町大字川本 340 番地	0855-72-0045
福岡高等裁判所管内			
福岡家庭裁判所	810-8652	福岡県福岡市中央区大手門 1-7-1	092-711-9651
福岡家庭裁判所飯塚支部	820-8506	福岡県飯塚市新立岩 10-29	0948-22-1150
福岡家庭裁判所直方支部	822-0014	福岡県直方市丸山町 1-4	0949-22-0522
福岡家庭裁判所久留米支部	830-8530	福岡県久留米市篠山町 21	0942-32-5387
福岡家庭裁判所柳川支部	832-0045	福岡県柳川市大字本町 4	0944-72-3121
福岡家庭裁判所大牟田支部	836-0052	福岡県大牟田市白金町 101	0944-53-3504
福岡家庭裁判所八女支部	834-0031	福岡県八女市大字本町 537-4	0943-23-4036
福岡家庭裁判所小倉支部	803-8532	福岡県北九州市小倉北区金田 1-4-1	093-561-3431
福岡家庭裁判所行橋支部	824-0001	福岡県行橋市行事 1-8-23	0930-22-0036
福岡家庭裁判所田川支部	826-8567	福岡県田川市千代町 1-5	0947-42-0163

神戸家庭裁判所明石支部	673-0881	兵庫県明石市天文町 2-2-18	078-912-3233
神戸家庭裁判所柏原支部	669-3309	兵庫県氷上郡柏原町柏原 439	0795-72-0155
神戸家庭裁判所姫路支部	670-0947	兵庫県姫路市北条 1-250	0792-81-2011
神戸家庭裁判所社支部	673-1431	兵庫県加東郡社町社 490-2	0795-42-0123
神戸家庭裁判所龍野支部	679-4179	兵庫県龍野市龍野町上霞城 131	0791-63-3920
神戸家庭裁判所豊岡支部	668-0042	兵庫県豊岡市京町 12-81	0796-22-2881
神戸家庭裁判所洲本支部	656-0024	兵庫県洲本市山手 1-1-18	0799-25-2332
神戸家庭裁判所浜坂出張所	669-6701	兵庫県美方郡浜坂町芦屋 6-1	0796-82-1169
奈良家庭裁判所	630-8213	奈良県奈良市登大路町 35	0742-26-1271
奈良家庭裁判所葛城支部	635-8502	奈良県大和高田市大字大中 101-4	0745-53-1012
奈良家庭裁判所五條支部	637-0043	奈良県五條市新町 3-3-1	07472-3-0261
奈良家庭裁判所吉野出張所	638-0821	奈良県吉野郡大淀町下渕 350-1	0747-52-2490
大津家庭裁判所	520-0044	滋賀県大津市京町 3-1-2	077-522-4281
大津家庭裁判所彦根支部	522-0061	滋賀県彦根市金亀町 5-50	0749-22-0167
大津家庭裁判所長浜支部	526-0058	滋賀県長浜市南呉服町 6-22	0749-62-0240
大津家庭裁判所高島出張所	520-1623	滋賀県高島市今津町住吉 1-3-8	0740-22-2148
和歌山家庭裁判所	640-8143	和歌山県和歌山市二番丁 1 番地	073-422-4191
和歌山家庭裁判所田辺支部	646-0033	和歌山県田辺市新屋敷町 5	0739-22-2801
和歌山家庭裁判所御坊支部	644-0011	和歌山県御坊市湯川町財部 515-2	0738-22-0006
和歌山家庭裁判所新宮支部	647-0015	和歌山県新宮市千穂 3-7-13	0735-22-2007
和歌山家庭裁判所妙寺出張所	649-7113	和歌山県伊都郡かつらぎ町妙寺 111	0736-22-0033
名古屋高等裁判所管内			
名古屋家庭裁判所	460-0001	愛知県名古屋市中区三の丸 1-7-1	052-223-3411
名古屋家庭裁判所岡崎支部	444-8550	愛知県岡崎市明大寺町奈良井 3	0564-51-8972
名古屋家庭裁判所豊橋支部	440-0884	愛知県豊橋市大国町 110	0532-52-3212
名古屋家庭裁判所一宮支部	491-0842	愛知県一宮市公園通り 4-17	0586-73-3191
名古屋家庭裁判所半田支部	475-0902	愛知県半田市宮路町 200-2	0569-21-1610
津家庭裁判所	514-8526	三重県津市中央 3-1	059-226-4171
津家庭裁判所松阪支部	515-8525	三重県松阪市中央町 36-1	0598-51-0542
津家庭裁判所伊賀支部	518-0873	三重県上野市丸之内 130-1	0595-21-0002
津家庭裁判所四日市支部	510-8526	三重県四日市市三栄町 1-22	0593-52-7151
津家庭裁判所伊勢支部	516-8533	三重県伊勢市岡本 1-2-6	0596-28-3135
津家庭裁判所熊野支部	519-4396	三重県熊野市井戸町 784	0597-85-2145
津家庭裁判所尾鷲出張所	519-3615	三重県尾鷲市中央町 6-23	0597-22-0448
岐阜家庭裁判所	500-8710	岐阜県岐阜市美江寺町 2-4-1	058-262-5121
岐阜家庭裁判所大垣支部	503-0888	岐阜県大垣市丸の内 1-22	0584-78-6184
岐阜家庭裁判所高山支部	506-0009	岐阜県高山市花岡町 2-63-3	0577-32-1140
岐阜家庭裁判所多治見支部	507-0023	岐阜県多治見市小田町 1-22-1	0572-22-0698
岐阜家庭裁判所御嵩支部	505-0116	岐阜県可児郡御嵩町御嵩 1177	0574-67-3111
岐阜家庭裁判所郡上出張所	501-4213	岐阜県郡上市八幡町殿町 63-2	0575-65-2265
岐阜家庭裁判所中津川出張所	508-0045	岐阜県中津川市かやの木町 4-2	0573-66-1530
福井家庭裁判所	910-8524	福井県福井市春山 1-1-1	0776-22-5000
福井家庭裁判所武生支部	915-8524	福井県越前市日野美 2-6	0778-23-0050
福井家庭裁判所敦賀支部	914-8524	福井県敦賀市松栄町 6-10	0770-22-0812
金沢家庭裁判所	920-0937	石川県金沢市丸の内 7-1	076-221-3111
金沢家庭裁判所小松支部	923-8541	石川県小松市小馬出町 11	0761-22-8541
金沢家庭裁判所七尾支部	926-8541	石川県七尾市馬出町ハ部 1-2	0767-52-3135

前橋家庭裁判所中之条出張所	377-0424	群馬県吾妻郡中之条町大字中之条町719-2	0279-75-2138
静岡家庭裁判所	420-8604	静岡県静岡市城内町 1-20	054-273-5454
静岡家庭裁判所沼津支部	410-8550	静岡県沼津市御幸町 21-1	055-931-6641
静岡家庭裁判所富士支部	417-8511	静岡県富士市中央町 2-7-1	0545-52-0159
静岡家庭裁判所下田支部	415-8520	静岡県下田市 4-7-34	0558-22-0161
静岡家庭裁判所浜松支部	430-0929	静岡県浜松市中区中央 1-12-5	053-453-7155
静岡家庭裁判所掛川支部	436-0028	静岡県掛川市亀の甲 2-16-1	0537-22-3036
静岡家庭裁判所熱海出張所	413-8505	静岡県熱海市春日町 3-14	0557-81-2989
静岡家庭裁判所島田出張所	427-0043	静岡県島田市中溝 4-11-10	0547-37-3357
甲府家庭裁判所	400-0032	山梨県甲府市中央 1-10-7	055-235-1131
甲府家庭裁判所都留支部	402-0052	山梨県都留市中央 2-1-1	0554-43-2185
長野家庭裁判所	380-0846	長野県長野市旭町 1108	026-232-4991
長野家庭裁判所飯山出張所	389-2253	長野県飯山市大字飯山 1123	0269-62-2125
長野家庭裁判所上田支部	386-0023	長野県上田市中央西 2-3-3	0268-22-0003
長野家庭裁判所佐久支部	385-0022	長野県佐久市大字岩村田 1161	0267-67-2077
長野家庭裁判所松本支部	390-0873	長野県松本市丸の内 10-35	0263-32-3043
長野家庭裁判所木曾福島出張所	397-0001	長野県木曽郡木曽福島町 6205-13	0264-22-2021
長野家庭裁判所大町出張所	398-0002	長野県大町市大字大町 4222-1	0261-22-0121
長野家庭裁判所諏訪支部	392-0004	長野県諏訪市諏訪 1-24-22	0266-52-1670
長野家庭裁判所飯田支部	395-0015	長野県飯田市江戸町 1-21	0265-22-0003
長野家庭裁判所伊那支部	396-0021	長野県伊那市大字伊那 4841	0265-72-2201
新潟家庭裁判所	951-8513	新潟県新潟市川岸町 1 丁目 54 番 1	025-266-3171
新潟家庭裁判所三条支部	955-0047	新潟県三条市東三条 2 丁目 2 番 2 号	0256-32-1758
新潟家庭裁判所新発田支部	957-0053	新潟県新発田市中央町 4 丁目 3 番 27 号	0254-24-0121
新潟家庭裁判所長岡支部	940-1151	新潟県長岡市三和 3 丁目 9 番地 28	0258-35-2141
新潟家庭裁判所高田支部	943-0838	新潟県上越市大手町 1 番 26 号	025-524-5160
新潟家庭裁判所佐渡支部	952-1324	新潟県佐渡市中原 356 番地 2	0259-52-3151
新潟家庭裁判所村上出張所	958-0837	新潟県村上市三之町 8 番 16 号	0254-53-2066
新潟家庭裁判所十日町出張所	948-0065	新潟県十日町市子 442 番地	0257-52-2086
新潟家庭裁判所柏崎出張所	945-0063	新潟県柏崎市諏訪町 10 番 37 号	0257-22-2090
新潟家庭裁判所六日町出張所	949-6623	新潟県六日町大字六日町 1884 番地子	025-772-2450
新潟家庭裁判所糸魚川出張所	941-0058	新潟県糸魚川市寺町 2 丁目 8 番 23 号	0255-52-0058
大阪高等裁判所管轄			
大阪家庭裁判所	540-0008	大阪府大阪市中央区大手前 4-1-13	06-6943-5321
大阪家庭裁判所堺支部	590-0078	大阪府堺市南瓦町 2-28	072-223-7001
大阪家庭裁判所岸和田支部	596-0042	大阪府岸和田市加守町 4-27-2	0724-41-2400
京都家庭裁判所	606-0801	京都府京都市左京区下鴨宮河町 1 番地	075-722-7211
京都家庭裁判所園部支部	622-0004	京都府船井郡園部町小桜町 30	0771-62-0840
京都家庭裁判所宮津支部	626-0017	京都府宮津市字島崎 2043-1	0772-22-2393
京都家庭裁判所舞鶴支部	624-0853	京都府舞鶴市字南田辺小字南裏町149	0773-75-0958
京都家庭裁判所福知山支部	620-0035	京都府福知山市字内記 9	0773-22-3663
神戸家庭裁判所	652-0032	兵庫県神戸市兵庫区荒田町 3-46-1	078-521-5221
神戸家庭裁判所伊丹支部	664-8545	兵庫県伊丹市千僧 1-47-1	0727-79-3074
神戸家庭裁判所尼崎支部	661-0026	兵庫県尼崎市水堂町 3-2-34	06-6438-3781

資料⑦ 全国の家庭裁判所一覧

庁名	郵便番号	住所	電話番号
東京高等裁判所管轄			
東京家庭裁判所	100-0013	東京都千代田区霞が関 1-1-2	03-3502-8311
東京家庭裁判所立川支部	192-8538	東京都立川市緑町 10-4	042-845-0365
東京家庭裁判所八丈島出張所	100-1401	東京都八丈町大賀郷 1485-1	04996-2-0619
東京家庭裁判所伊豆大島出張所	100-0101	東京都大島町元町字家の上 445-10	04992-2-1165
横浜家庭裁判所	231-8585	神奈川県横浜市中区寿町 1-2	045-681-4181
横浜家庭裁判所川崎支部	210-8559	神奈川県川崎市川崎区富士見 1-1-3	044-222-1315
横浜家庭裁判所相模原支部	229-0036	神奈川県相模原市富士見 6-10-1	042-755-8661
横浜家庭裁判所横須賀支部	238-8510	神奈川県横須賀市新港町 1-9	046-825-0569
横浜家庭裁判所小田原支部	250-0012	神奈川県小田原市本町 1-7-9	0465-22-6586
さいたま家庭裁判所	330-0063	埼玉県さいたま市浦和区高砂 3-16-45	048-863-4111
さいたま家庭裁判所越谷支部	343-0023	埼玉県越谷市東越谷 9-34-2	048-964-2811
さいたま家庭裁判所川越支部	350-8531	埼玉県川越市宮下町 2-1-3	049-225-3560
さいたま家庭裁判所熊谷支部	360-0041	埼玉県熊谷市宮町 1-68	048-521-2474
さいたま家庭裁判所秩父支部	368-0035	埼玉県秩父市上町 2-9-12	0494-22-0226
さいたま家庭裁判所久喜出張所	346-0016	埼玉県久喜市東 1-15-3	0480-21-0157
さいたま家庭裁判所飯能出張所	357-0021	埼玉県飯能市大字双柳 371	042-972-2342
千葉家庭裁判所	260-0013	千葉県千葉市中央区中央 4-11-27	043-222-0165
千葉家庭裁判所佐倉支部	285-0038	千葉県佐倉市弥勒町 92	043-484-1215
千葉家庭裁判所一宮支部	299-4397	千葉県長生郡一宮町一宮 2791	0475-42-3531
千葉家庭裁判所松戸支部	271-8522	千葉県松戸市岩瀬無番地	047-368-5141
千葉家庭裁判所木更津支部	292-0832	千葉県木更津市新田 2-5-1	0438-22-3774
千葉家庭裁判所館山支部	294-0045	千葉県館山市北条 1073	0470-22-2273
千葉家庭裁判所八日市場支部	289-2144	千葉県八日市場市イ -2760	0479-72-1300
千葉家庭裁判所佐原支部	287-0003	千葉県佐原市佐原イ -3375	0478-52-3040
千葉家庭裁判所市川出張所	272-8511	千葉県市川市鬼高 2-20-20	047-336-3002
水戸家庭裁判所	310-0062	茨城県水戸市大町 1-1-38	029-224-8513
水戸家庭裁判所土浦支部	300-0043	茨城県土浦市中央 1-13-12	029-821-4359
水戸家庭裁判所下妻支部	304-0067	茨城県下妻市下妻乙 99	0296-43-6781
水戸家庭裁判所日立支部	317-0073	茨城県日立市幸町 2-10-12	0294-21-4441
水戸家庭裁判所龍ケ崎支部	301-0824	茨城県龍ケ崎市 4918	0297-62-0100
水戸家庭裁判所麻生支部	311-3832	茨城県行方郡麻生町麻生 143	0299-72-0091
宇都宮家庭裁判所	320-8505	栃木県宇都宮市小幡 1-1-38	028-621-2111
宇都宮家庭裁判所真岡支部	321-4305	栃木県真岡市荒町 5117-2	0285-82-2076
宇都宮家庭裁判所大田原支部	324-0056	栃木県大田原市中央 2-3-25	0287-22-2112
宇都宮家庭裁判所栃木支部	328-0035	栃木県栃木市旭町 16-31	0282-23-0225
宇都宮家庭裁判所足利支部	326-0057	栃木県足利市丸山町 621	0284-41-3118
前橋家庭裁判所	371-8531	群馬県前橋市大手町 3-1-34	027-231-4275
前橋家庭裁判所高崎支部	370-8531	群馬県高崎市高松町 26-2	027-322-3541
前橋家庭裁判所桐生支部	376-8531	群馬県桐生市相生町 2-371-5	0277-53-2391
前橋家庭裁判所太田支部	373-8531	群馬県太田市浜町 17-5	0276-45-7751
前橋家庭裁判所沼田支部	378-0045	群馬県沼田市材木町甲 150	0278-22-2709

申　立　て　の　趣　旨

申　立　て　の　実　情

（注）　太枠の中だけ記入してください。

一般（　／　）

資料⑥ 申立書（50％縮小版）

使用する場合は、二倍の拡大コピーしたものをご使用ください。

受付印	家事 審判／調停 申立書 事件名（　　　）
収入印紙　円 予納郵便切手　円 予納登記印紙　円	この欄に収入印紙をはる。 1件について甲類審判　８００円 乙類審判１，２００円 調　停１，２００円 （はった印紙に押印しないでください。）

準口頭		関連事件番号　平成　年（家　）第　号

家庭裁判所 御中 平成　年　月　日	申立人（又は法定代理人など）の署名押印又は記名押印	印

添付書類	申立人の戸籍謄本　通　相手方の戸籍謄本　通

申立人	本籍	都道府県
	住所	〒　－　電話（　） （　方）
	連絡先	〒　－　電話（　） （　方）
	フリガナ 氏名	大正・昭和・平成　年　月　日生
	職業	
※	本籍	都道府県
	住所	〒　－　電話（　） （　方）
	連絡先	〒　－　電話（　） （　方）
	フリガナ 氏名	大正・昭和・平成　年　月　日生
	職業	

（注）太枠の中だけ記入してください。※の部分は、申立人、相手方、法定代理人、事件本人又は利害関係人の区別を記入してください。

一般(1/　)

他の性別としての身体的適合状況

1 氏　　名 生年月日　　　　年　月　日（　歳） 住　　所	
2 診察した年月日　　　　年　　月　　日	
3 現在の身体的状況	
4 現在の性器の状態 （備　考）	

以上のとおり診断します。

平成　　年　　月　　日

所属医療機関の名称

所在地

診療科

氏　名　　　　　　　　　　印

7　他の性別としての身体的及び社会的適合状況

(1)他の性別としての身体的適合状況

1)診察した年月日　平成　年　月　日

2)診察した医師の氏名＿＿＿＿＿＿＿＿

所属機関名＿＿＿＿＿＿＿＿　診療科＿＿＿＿＿＿＿＿

3)現在の身体的状況

4) 現在の性器の状態

(2)他の性別としての社会的適合状況

〔備考（本人以外の情報提供者など)〕

8　その他参考となる事項

以上のとおり診断します。

＿＿＿＿年　月　日

診断者　所属医療機関の名称＿＿＿＿＿＿＿＿

所在地＿＿＿＿＿＿＿＿

診療科＿＿＿＿＿＿＿＿

氏　名＿＿＿＿＿＿＿＿印

所属医療機関の名称＿＿＿＿＿＿＿＿

所在地＿＿＿＿＿＿＿＿

診療科＿＿＿＿＿＿＿＿

氏　名＿＿＿＿＿＿＿＿印

6　医療機関における受診並びに治療の経過及び結果

(1) 治療の必要性及び目的

(2) 精神的サポート

1)治療に携わった医師の氏名＿＿＿＿＿＿＿＿＿＿

所属機関名＿＿＿＿＿＿＿＿＿＿　診療科＿＿＿＿＿＿＿＿

2)治療の行われた期間　　年　月　日～　年　月　日

3)治療の内容　：

4)治療の結果・その結果についての意見（治療の妥当性，正当性についての評価）

(3) ホルモン療法及び乳房切除術

・ホルモン療法

1)治療に携わった医師の氏名＿＿＿＿＿＿＿＿＿＿

所属機関名＿＿＿＿＿＿＿＿＿＿　診療科＿＿＿＿＿＿＿＿

2)治療の行われた期間　　年　月　日　～　年　月　日

3)治療の内容　：

投与した薬剤　（名称）

（効能）

（目的）

4)治療の結果及び意見（治療の妥当性，正当性についての評価）

・乳房切除術

1)治療に携わった医師の氏名＿＿＿＿＿＿＿＿＿＿

所属機関名＿＿＿＿＿＿＿＿＿＿　診療科＿＿＿＿＿＿＿＿

2)治療の行われた期間　　年　月　日～　年　月　日

3)治療の内容：

4)治療の結果及び意見（治療の妥当性，正当性についての評価）

(4) 性別適合手術

1)治療に携わった医師の氏名＿＿＿＿＿＿＿＿＿＿

所属機関名＿＿＿＿＿＿＿＿＿＿　診療科＿＿＿＿＿＿＿＿

2)治療の行われた期間

・　第1段階の手術：　　年　月　日

・　第2段階の手術：　　年　月　日

3)治療の内容

・　第1段階の手術：

・　第2段階の手術：

4)治療の結果及び意見（現在の生殖腺の機能並びに治療の妥当性及び正当性についての評価）

資料⑤ 診断書（50％縮小版）

使用する場合は、二倍の拡大コピーしたものをご使用ください。

診　断　書

（性同一性障害者の性別の取扱いの特例に関する法律第３条第２項）

1　氏　　名 ______________________
　生年月日 ______年　　月　　日生　　（　　歳）
　住　　所 ______________________

2　生物学的な性別　　（　男　・　女　）
〔判定の根拠（検査所見，説明など）〕
(1)　外性器ならびに内性器の診察：

　診察した年月日　　　年　　月　　日
　診断した医師の氏名 ____________
　所属機関名 ____________　　診療科 ____________
　出　　典
(2)　染色体検査：

　検査した年月日　　　年　　月　　日
　診断した医師の氏名 ____________
　所属機関名 ____________　　診療科 ____________
　出　　典

3　家庭環境，生活歴及び現病歴
(1)　家庭環境：

(2)　生活歴及び現病歴：

〔備考（本人以外の情報提供者など）〕

4　生物学的な性別としての社会的適合状況

〔備考（本人以外の情報提供者など）〕

5 (1) 生物学的な性別とは別の性別（他の性別）であるとの持続的な確信の有無
　（　有　・　無　）
〔判定の根拠〕

(2) 自己を他の性別に適合させようとする意思の有無　　（　有　・　無　）
〔判定の根拠〕

(3) 性同一性障害者であること以外の理由によって性別の取扱いの変更を求めるものではないこと　　（認められる・認められない）
〔判定の根拠〕

(4) 性同一性障害者であると　　（診断する・診断しない）

申　立　て　の　趣　旨
申立人の性別の取扱いを男から女に変更するとの審判を求めます。

申　立　て　の　実　情
1　申立人は、小学校4年生頃から、自分の性別に違和感を覚え始め、中学校に入学後も、男子用トイレに入ることや他の男子生徒と一緒に着替えをすることが嫌で仕方ありませんでした。また、自分が女性であるとの認識もその頃から強くなっていきました。
2　平成○年○月から○○大学付属病院○○科へ通い始め、平成○年○月に性同一性障害と診断されました。それと同時に精神的サポート及びホルモン療法を開始し、平成○年○月及び平成○年○月には、性別適合手術を受けました。
3　現在の勤務先では、完全に女性と認識されており、名前も通称として「山田花子」を使用しています。
4　申立人は、このように外見も中身も全く女性なのに戸籍などの性別欄が男となっているため、社会生活上不便な思いをすることがあります。したがって、性別の取扱いを男から女に変更する審判を求めます。
5　なお、申立人には、現に子もいませんし、結婚もしていません。

（注）　太枠の中だけ記入してください。

一般（　／　）

資料④ 申立書の記載例

受付印 収入印紙　　円 予納郵便切手　　円 予納登記印紙　　円	家事 審判(○)／調停 申立書　事件名（　　　　） この欄に収入印紙８００円分をはる。 印紙 （はった印紙に押印しないでください。）

準口頭		関連事件番号　平成　　年（家　　）第　　　号

家庭裁判所 御中 平成　　年　　月　　日	申立人（又は法定代理人など）の署名押印又は記名押印	印

添付書類	申立人の戸籍謄本　　通　　相手方の戸籍謄本　　通

申立人	本籍	○○　都道府県(○県)　○○市○○町○○丁目○番地
	住所	〒○○○－○○○○　電話 ○○○（○○○）○○○○ ○○県○○市○○町○○丁目○番地　（　　方）
	連絡先	〒　－　電話（　　） （　　方）
	フリガナ 氏名	ヤマダ　タロウ 山田　太郎　　大正／昭和(○)／平成　○年○月○日生
	職業	会社員
※	本籍	都道府県
	住所	〒　－　電話（　　） （　　方）
	連絡先	〒　－　電話（　　） （　　方）
	フリガナ 氏名	大正／昭和／平成　年　月　日生
	職業	

(注)　太枠の中だけ記入してください。　※の部分は，申立人，相手方，法定代理人，事件本人又は利害関係人の区別を記入してください。

一般(1/　)

MTFの場合

（添付書類）

他の性別としての身体的適合状況（記載例）

1　氏　　名　　〇〇・〇〇

生年月日　　昭和　〇〇　年　〇月　〇日　（〇〇歳）

住　　所　　〇〇県〇〇市〇〇

2　診察した年月日　　平成　〇〇　年　〇　月　〇　日

3　現在の身体的状況

（ＭＴＦの場合）

・　乳房の発達（女性化）を認める
・　乳頭、乳輪の発達を認める。
・　髭や体毛が少ないと認められる。
・　体脂肪の分布は女性型である。
・　筋力は弱いと認められる。

4　現在の性器の状態

（ＭＴＦの場合）

・　陰茎、陰嚢、精巣を認めない。
・　形成された腟を認める。（腟の形状については別添図画のとおり）
・　外見的に女性型の性器に近似している。
・　超音波、ＣＴ、ＭＲＩなどの検査により骨盤腔内に子宮、卵巣、停留睾丸などを認めない。

（備　考）

以上のとおり診断します。

平成〇〇年〇月〇〇日

所属医療機関の名称　〇〇クリニック

所在地　〇〇市〇〇

診療科　〇〇科

氏　名　〇〇　〇　　　　印

資料③ 適合状況診断書の記載例

FTMの場合

別添３

（添付書類）

他の性別としての身体的適合状況（記載例）

１　氏　　名　　　○○・○○

生年月日　　昭和　○○　年　○月　○日　（○○歳）

住　　所　　○○県○市○○

２　診察した年月日　　　平成　○○　年　○　月　○　日

３　現在の身体的状況

（ＦＴＭの場合）

- 声が低くなり体毛が濃くなっている。
- 骨格筋は発達して筋力は強いと認められる。
- 乳房の隆起は認められず男性型となっている。

４　現在の性器の状態

（ＦＴＭの場合）

- 超音波検査によれば、卵巣・子宮を確認できない。
- 陰核を利用したミニペニスが形成されている（ミニペニスの大きさは親指大に満たない）。（ミニペニスの形状については別添図画のとおり）
- 現在の外性器及び生殖腺の状態から性別適合手術が行われたものと認められる。

（備　考）

以上のとおり診断します。

平成○○年○月○○日

所属医療機関の名称　○○クリニック

所在地　○○市○○

診療科　○○

氏　名　○○　○　　　　　　　印

7　他の性別としての身体的及び社会的適合状況 (1)他の性別としての身体的適合状況 　1)診察した年月日　　平成○○年○月○日 　2)診察した医師の氏名　○○　○　○　○ 　　　　　　所属機関名　○○クリニック 　　　　　　診療科　　○○科 　3)現在の身体的状況 　　別添診断書のとおり、乳房の隆起は認められず、体型も外見的に男性型であると認められる。 　4)　現在の性器の状態 　　別添診断書のとおり、内性器は摘出されており、外性器は男性型に近似している。性器に係る部分の状態は、男性の性器に係る部分ととれる状態であり、かつ、身体の一部となっていると認められる。 (2)他の性別としての社会的適合状況 　身体的にも精神的にも適合感が向上したことに加えて、社会生活の種々の場面において不都合や差し障りが少なくなった。生活の質は格段に改善した。現在フルタイムで男性として満足のゆく社会生活を送っている。 〔備考（本人以外の情報提供者など）〕
8　その他参考となる事項 　診断者の知るところによれば、アメリカの○○大学○○病院は、性同一性障害の治療に関して数多くの症例に性別適合手術を実施するなどの臨床的実績があると承知している。

以上のとおり診断します。

平成　○　年　○月　○日

診断者　　　所属医療機関の名称　○○大学医学部附属病院

所在地　○○市××

診療科　神経精神科

氏　名　○○　○　　　　印

平成　○　年　○月　○日

診断者　　　所属医療機関の名称　○○クリニック

所在地　○○市××

診療科　神経精神科

氏　名　○○　○　　　　印

6　医療機関における受診並びに治療の経過及び結果

(1) 治療の必要性及び目的

本例は、10 年以上前に海外において性別適合手術を受けた。このため、詳細な病歴等の聴取を行い、諸検査を行って現病歴と現在症を明らかにした。これによって、本例を性同一性障害であると診断することができる。強い性別違和感と不適合感のため精神的な苦痛が著しく、身体を他の性別に適合させようとする意思が一貫して持続していた。これらの苦痛を軽減して社会適応の改善を図るために以下の治療を行ったと認めることができる。

(2) 精神的サポート

1)治療に携わった医師の氏名 ＿＿＿＿＿＿＿＿

所属機関名 ＿＿＿＿＿＿＿＿

2)治療の行われた期間　　年　月　日～　　年　月　日

3)治療の内容　：

これまで精神科領域の治療は行われていない。

4)治療の結果・その結果についての意見（治療の妥当性，正当性についての評価）

本例は現在男性として満足のいく社会生活を送っているため、現時点において精神科領域の治療を行う必要はないものと判断できる。

(3) ホルモン療法及び乳房切除術

① ホルモン療法

1)治療に携わった医師の氏名　〇〇　〇

所属機関名　〇〇クリニック

2)治療の行われた期間　〇〇年　〇月　〇日　～　現在まで

3)治療の内容　：男性ホルモン剤の投与（内服ならびに筋注）

投与した薬剤　（名称）エナルモン(25mg) 2～3T/ 日

テストビロン・デポ　250mg，筋注／２週

（効能）男性ホルモン剤

（目的）身体の男性化

4)治療の結果及び意見（治療の妥当性，正当性についての評価）

定期的に効果判定と副作用のチェックが行われている。生理の停止、嗄声、陰核肥大、多毛、筋力増強などが認められている。

肝機能障害をはじめ体重増加、高コレステロール血症などの副作用は認められていない。 ホルモン療法によって、身体的違和感は軽減され、他の性別としての社会生活はより適合するようになった。以上の通り、本治療法は妥当かつ正当であったといえる。

② 乳房切除術

1)治療に携わった医師の氏名　〇〇〇〇〇〇〇

所属機関名　アメリカ〇〇大病院形成外科

2)治療の行われた期間　平成　〇年　〇月　〇日

3)治療の内容：乳房切除術

4)治療の結果及び意見（治療の妥当性、正当性についての評価）

手術を行った機関から記録を入手することができなかったため、1)から 3)までについては本人の供述により記載した。　乳房切除術によって身体的違和感は軽減され、生活の質は改善した。現在特に乳房の隆起は認められない。

(4) 性別適合手術

1)治療に携わった医師の氏名　〇〇〇　〇〇〇

所属機関名　アメリカ〇〇大病院形成外科

2)治療の行われた期間

・ 第 1 段階の手術：　平成〇　年　〇月　〇日

・ 第 2 段階の手術：　平成〇　年　〇月　〇日

3)治療の内容：

・　第 1 段階の手術：卵巣摘出術、子宮摘出術、尿道延長術、膣閉鎖術

・　第 2 段階の手術：陰茎形成術

4)治療の結果及び意見（現在の生殖腺の機能並びに治療の妥当性及び正当性についての評価）

手術を行った機関から記録を入手することができなかったため、1)から 3)までについては本人の供述により記載した。

現在の生殖腺の機能等については、７ (1)の身体的適合状況と合わせて、当院から本人に対して〇〇科受診を指示し、別添の〇〇科の医師の診断書を持参させた。

それによれば、本例については、卵巣摘出術、子宮摘出術、尿道延長術、膣閉鎖術、陰茎形成術の各施術が行われ、生殖腺の機能は永続的に失われていると認められる。

手術により、性器に対する嫌悪感は除去され、男性トイレにて立位で排尿可能となった他、公衆浴場の入浴、海水浴なども可能となり、生活の質は格段に改善された。

以上により性別適合手術は、妥当かつ正当であったといえる。

海外で治療を受けた者に係る例

診　断　書

別添2

（性同一性障害者の性別の取扱いの特例に関する法律第３条第２項）

1　氏　　名　　〇〇・〇〇
　生年月日　　昭和　〇〇年　〇月　〇日生　（　〇〇歳）
　住　　所　　〇〇県〇〇市〇〇〇

2　生物学的な性別　　（　男　・　㊛　）
〔判定の根拠（検査所見，説明など）〕
(1)　外性器ならびに内性器の診察：
　外科手術によって形成された男性型の外性器が認められる。
　診察した年月日　　平成〇〇年〇月〇日
　診断した医師の氏名　　〇〇　〇〇
　所属機関名　　〇〇病院　　診療科　　婦人科
　出　　典　　〇〇病院からの情報提供書
(2)　染色体検査：46XX，正常女性核型
　検査した年月日　　平成〇〇年〇月〇日
　診断した医師の氏名　　〇〇　〇〇
　所属機関名　　〇〇病院　　診療科　　婦人科
　出　　典　　〇〇病院からの情報提供書

3　家庭環境，生活歴及び現病歴
(1)　家庭環境：同胞2名の第1子。5歳下の弟がいる。　母とともに父は自宅で〇〇業を経営。
(2)　生活歴及び現病歴：幼稚園の頃から男児の服装でミニカーや虫取りなど男児の遊びが好きだった。自分では「男」と思っており、小学校には、「黒いランドセル」で通学した。第2次性徴が現れると、生理のたびに抑うつ的となり不登校となった。中学校では、仕方なくセーラー服で通学したが、男の仲間にも女の仲間にも入れず孤立し引きこもっていた。高卒後上京して希望する男性として生活を始めたところ適合感があって気持ちが落ち着くことが分かった。その後、男性としての生活を徐々に進めて、現在葬儀屋に男性社員として勤めている。身体も男性のそれに近づけたいと希望するに至った。
〔備考（本人以外の情報提供者など）〕
　上京後現在まで家族とは音信不通である。結婚歴はなく子供はいない。

4　生物学的な性別としての社会的適合状況
　身体的な違和感は第２次性徴発来以降、著しく強くなり、生理のたびに自暴自棄となって家庭内暴力を呈するようになった。男性装を始めて適合感が得られ精神的にも安定した。常に男性として生きて行きたいと考えている。
〔備考（本人以外の情報提供者など）〕
　家族とは上京後現在まで音信不通であるため、本人以外の情報は得られていない。

5 (1) 生物学的な性別とは別の性別（他の性別）であるとの持続的な確信の有無
（　㊒　・　無　）
〔判定の根拠〕
　生活歴・病歴において、幼少時から「男の子」との性自認をもち、男の子の遊びを好み、男の子に同一感、所属感をもっていた。また女性扱いを極端に嫌い男性として生活している。生物学的な性別については上記２の通り女性と判定できる。
(2) 自己を他の性別に適合させようとする意思の有無　　（　㊒　・　無　）
〔判定の根拠〕
　本人の供述によると、昭和〇〇年頃から知人の産婦人科医に依頼してホルモン剤の投与を受けてきたが、女性としての身体的性別に耐えられなくなって海外で性別適合手術を受けることを決心して、平成〇年〇月に渡米して〇〇大病院にて乳房切除術及び性別適合手術を受けた。帰国後は引き続きホルモン療法を受けながら、社会的には男性としての生活を送ってきた。
　平成〇〇年〇月、性同一性障害者の性別の取扱いに関する特例の法律に基づく性別変更の審判を受けるために診断書を求めて当院を受診した。
　以上の病歴から自己を他の性別に適合させようとする意思は一貫して強固であることは明らかである。
(3) 性同一性障害者であること以外の理由によって性別の取扱いの変更を求めるものではないこと
（認められる・認められない）
〔判定の根拠〕
　本例は、長期にわたって男性として定職に就いている。第三者からの供述は得られていないが、本人の生活歴、現病歴等に関する供述は詳細かつ具体的である。現実検討能力も十分であり、また対人関係も安定していると認められる。
　以上から、統合失調症、人格障害などによる性自認の障害を否定できる。また、本人が幼少時から女性としての性別に嫌悪感を持ち、職場でも男性として勤務してきたことから、文化的、社会的理由による性役割の忌避、あるいはもっぱら職業的利得のために別の性を求めるものではないと認められる。
(4) 性同一性障害者であると　　（診断する・診断しない）

7　他の性別としての身体的及び社会的適合状況
(1)他の性別としての身体的適合状況
1)診察した年月日　平成○○年○月○日
2)診察した医師の氏名　○○　○　○　○
所属機関名　○○クリニック
診療科　○○科
3)現在の身体的状況
別添診断書のとおり、乳房の隆起は認められず、体型も外見的に男性型であると認められる。
4)　現在の性器の状態
別添診断書のとおり、内性器は摘出されており、外性器は男性型に近似している。性器に係る部分の状態は、男性の性器に係る部分とされる状態であり、かつ、身体の一部となっていると認められる。
(2)他の性別としての社会的適合状況
身体的にも精神的にも適合感が向上したことに加えて、社会生活の種々の場面において不都合や差し障りが少なくなった。生活の質は格段に改善した。現在フルタイムで男性として満足のゆく社会生活を送っている。

〔備考（本人以外の情報提供者など)〕

8　その他参考となる事項
診断者の知るところによれば、アメリカの○○大学○○病院は、性同一性障害の治療に関して数多くの症例に性別適合手術を実施するなどの臨床的実績があると承知している。

以上のとおり診断します。

平成　○　年　○月　○日

診断者　　所属医療機関の名称　○○大学付属病院

所在地　○○市××

診療科　神経精神科

氏　名　○○　○　　印

平成　○　年　○月　○日

診断者　　所属医療機関の名称　○○クリニック

所在地　○○市××

診療科　神経精神科

6　医療機関における受診並びに治療の経過及び結果

(1) 治療の必要性及び目的

前記のとおり、詳細な病歴等の聴取と諸検査の結果、本例は性同一性障害と確定診断されている。強い性別違和感ないしは不適合感によって本例の精神的な苦痛は著しく、そのため身体を他の性別に適合させようとする意思を一貫して持っている。これらの苦痛を軽減して社会適応の改善を図るために以下の治療を行った。

(2) 精神的サポート

1)治療に携わった医師の氏名　○○ ○

所属機関名　○○大学医学部附属病院

2)治療の行われた期間　○○年 ○月 ○日～　○○年 ○月 ○日

3)治療の内容 :

①生活史、病歴の詳細な聴取、②非指示的かつ支持的カウンセリング

③カムアウトの具体的方法の検討、④RLE の具体的方法の検討

4)治療の結果・その結果についての意見（治療の妥当性, 正当性についての評価）

上記治療により RLE が前進して精神的苦痛が軽減した。精神科領域の治療は適切に行われ、効果的であったといえる。従って、妥当かつ正当な治療であったと評価できる。なお精神科的サポートは、その後も継続されている。

(3) ホルモン療法及び乳房切除手術

① ホルモン療法

1)治療に携わった医師の氏名　○○ ○○

所属機関名　○○クリニック

2)治療の行われた期間　○○年 ○月 ○日 ～ 現在まで

3)治療の内容 : 男性ホルモン剤の投与（内服ならびに筋注）

投与した薬剤　（名称）エナルモン(25mg) 2～3T/ 日

テストビロン・デポ　250mg, 筋注/2 週

（効能）男性ホルモン剤

（目的）身体の男性化

4)治療の結果及び意見（治療の妥当性, 正当性についての評価）

定期的に効果の判定と副作用のチェックが行われた。生理の停止、嗄声、陰核肥大、多毛、筋力増強などが認められている。

肝機能障害をはじめ体重増加、高コレステロール血症などの副作用は認められていない。

ホルモン療法によって、身体的違和感は軽減され、他の性別としての社会生活はより適合するようになった。以上の通り、本治療法は妥当かつ正当であったといえる。

② 乳房切除術

1)治療に携わった医師の氏名　○○ ○○

所属機関名　○○大学付属病院形成外科

2)治療の行われた時期　第 1 回　平成 ○年 ○月 ○日

3)治療の内容 : 乳房切除術

4)治療の結果及び意見（治療の妥当性, 正当性についての評価）

乳房切除によって、身体的違和感は軽減され、社会生活上の支障は少なくなった。以上の通り、本治療法は妥当かつ正当であったといえる。

(4) 性別適合手術

1)治療に携わった医師の氏名　○○ ○○

所属機関名　○○大学付属病院形成外科

2)治療の行われた期間

: 平成 ○年 ○月 ○日 ～ ○年 ○月 ○日

3)治療の内容 : 卵巣摘出術、子宮摘出術、尿道延長術、ミニペニス形成術等、

4)治療の結果及び意見（現在の生殖腺の機能並びに治療の妥当性及び正当性についての評価）

上記の手術によって生殖腺の機能は永続的に失われ、性器に対する嫌悪感は除去された。また、公衆浴場での入浴、海水浴なども可能となり、生活の質は格段に改善された。

以上の通り、性別適合手術は妥当かつ正当であったといえる。

資料② 診断書の記載例

国内で治療を受けた者に係る例

別添１

診　断　書

（性同一性障害者の性別の取扱いの特例に関する法律第３条第２項）

1　氏　　名　　○○・○○
　生年月日　　昭和○○年○○月　○○日生　　（○○歳）
　住　　所　　○県○市○○○

2　生物学的な性別　　（　男　・　㊛　）
〔判定の根拠（検査所見，説明など）〕
(1)　外性器ならびに内性器の診察：正常女性
　診察した年月日　　平成○年○月○日
　診断した医師の氏名　　○○　○○
　所属機関名　　○○大附属病院　　診療科　婦人科
　出　　典　　カルテより転記
(2)　染色体検査：46XX，正常女性核型
　検査した年月日　　平成○年○月○日
　診断した医師の氏名　　○○　○○
　所属機関名　　○○大附属病院　　診療科　婦人科
　出　　典　　カルテより転記

3　家庭環境，生活歴及び現病歴
(1)　家庭環境：同胞2名の第2子。5歳上の兄がいる。
　父は○○会社で管理業務に就いている。母は飲食店にてパート勤務
(2)　生活歴及び現病歴：物心のついた頃から自分は男の子と思っていた。幼稚園で女の子扱いされることが不思議だったが、そのうちペニスも生えてくると思っていた。男の子と外で遊ぶのが好きだった。小学生の頃から男言葉を使い「男女」といわれていた。第2次性徴発来後、違和感、絶望感を持ち孤立した。女性扱いされることを嫌い転々と職をかえた後、現在はタクシーの運転手をしている。

〔備考（本人以外の情報提供者など）〕
　結婚歴はなく子供はいない。

4　生物学的な性別としての社会的適合状況
　第２次性徴発来以降、身体に対する違和感・嫌悪感が強くなり、生理のたびに絶望して、自殺を考えることが度々あった。女性扱いされることを拒否して、職を転々とした。
　服装（制服）をはじめ、トイレも男性で通したかったが周囲の目があり、やむなく女子トイレに入ったところ男性と間違えられて警察沙汰になったことがあった。

〔備考（本人以外の情報提供者など）〕
　家族（両親及び兄）には、大学卒業後にカムアウト（男性として性自認を抱いていることを表明）して理解と支持を得ている。また、上記の内容については母親の供述と一致している。

5 (1) 生物学的な性別とは別の性別（他の性別）であるとの持続的な確信の有無
　（　㊒　・　無　）
〔判定の根拠〕
　生活史において、幼少時から「男の子」であるという性自認をもち、男の子の遊びを好み、男の子に同一感、所属感をもっていた。また女性扱いされるのを拒否し男性として生活することを好んだ。
(2) 自己を他の性別に適合させようとする意思の有無　　（　㊒　・　無　）
〔判定の根拠〕
　平成○年○月、○○大附属病院神経精神科を受診した。詳細な病歴等の聴取の他に種々の身体的諸検査を受けて、ジェンダークリニック委員会で充分な検討を加えた結果、性同一性障害と診断され、ホルモン療法へ移行した。次第に男性的身体となるなか実生活体験（RLE）を重ね徐々に男性としての生活に移行している。この間、身体的違和感は一部軽減したが、乳房、性器に対する嫌悪感はむしろ増強して乳房切除術、性別適合手術（SRS）を強く希望するに至った。再びジェンダークリニック委員会において検討した結果、その適応と判断され、倫理委員会の承認を得て乳房切除術、SRSを受けた。その結果、身体的適合感が向上して、生活の質は格段に改善されて、現在男性として社会生活を送っている。
(3) 性同一性障害者であること以外の理由によって性別の取扱いの変更を求めるものではないこと
　（認められる・認められない）
〔判定の根拠〕
　本例は、男性として既に定職に就いている。職場での信頼も厚く現実検討能力も十分であり、対人関係も安定していることから、統合失調症、人格障害などによる性自認の障害を否定できる。また、職業（運転手）から判断して、文化的、社会的理由による性役割の忌避、あるいはもっぱら職業的利得のために別の性を求めるものではないと認められる。
(4) 性同一性障害者であると　　（診断する・診断しない）

はない。

附　則　抄

（施行期日）

1　この法律は、公布の日から起算して一年を経過した日〔2004年7月16日〕から施行する。

（検討）

2　性別の取扱いの変更の審判の請求をすることができる性同一性障害者の範囲その他性別の取扱いの変更の審判の制度については、この法律の施行後三年を目途として、この法律の施行の状況、性同一性障害者等を取り巻く社会的環境の変化等を勘案して検討が加えられ、必要があると認めるときは、その結果に基づいて所要の措置が講ぜられるものとする。

3　国民年金法等の一部を改正する法律（昭和六十年法律第三十四号）附則第十二条第一項第四号及び他の法令の規定で同号を引用するものに規定する女子には、性別の取扱いの変更の審判を受けた者で当該性別の取扱いの変更の審判前において女子であったものを含むものとし、性別の取扱いの変更の審判を受けた者で第四条第一項の規定により女子に変わったものとみなされるものを含まないものとする。

附　則（平成二〇年六月一八日法律第七〇号）

（施行期日）

1　この法律は、公布の日から起算して六月を経過した日〔2008年12月18日〕から施行する。

（経過措置）

2　この法律の施行の日前にされたこの法律による改正前の性同一性障害の性別の取扱いの特例に関する法律第第一項による性別の取扱いの変更の審判の請求に係る事件については、なお従前の例による。

（検討）

3　性同一性障害の性別の取扱いの変更の審判の制度については、この法律による改正後の性同一性障害者の性別の取扱いの特例に関する法律の施行の状況を踏まえ、性同一性障害者及びその関係者の状況その他の事情を勘案し、必要に応じ、検討が加えられるものとする。

附　則（平成二三年五月二五日法律第五三号）

この法律は新非訟事件手続法の施行の日〔2013年1月1日〕から施行する。